拾穗

行過3650日生命路

臺中慈濟醫院——編著

推薦序一

擁抱健康、擁抱愛

憶當年，有一天，證嚴上人例行臺中行腳，一通急促的電話聲響起，是位年輕人為修繕自家電視天線，誤觸高壓電緊急送醫，生命垂危，其母瀕臨崩潰來電懇請賜福，適巧準備出門的上人，聞訊專程前往醫院探視，但見急診處人聲鼎沸宛如菜市場，觸電的病患與許許多多急診病患，並排躺在急診一隅，奄奄一息任他呻吟，但見醫護人員忙亂並分身乏術，證嚴上人眼見年輕生命即將消逝，不忍不捨難以言喻。

開車載上人前往醫院的伍居士，一路細數臺中縣醫療缺乏的現況，並一再懇請上人務必以平等心，重視缺乏醫療的中部地區，建造一座守護生命的醫院。慈悲的上人，親眼見證病患的苦痛，很自然地回應，沒有土地、沒有經費，雖有心救拔苦難卻談何容易啊；當下，臺中慈濟人眾齊聲回應，我們會一起努力，敬請上人莫憂慮！

次月，上人再次行腳臺中，慈濟人已備妥臺中潭子土地供上人選擇，於是乎，從潭子平臺半山腰風光明媚的建地，到豐興路旁的台糖土地。從溝通原承租戶到台糖出租，只為帶給臺中最好的慈善醫療生態環境。由此，工作團隊奔走臺灣與美國，連結臺灣建築師加上國際知名的 NBBJ 建築師團隊，共同貢獻智慧，為潭子設計打造一個具國際水平、生態、心靈慈善的環境，同時首創各專科醫學中心的醫療園區。從豐興路旁仰望，慈善與醫療連接的宿舍，依山倚立，宛若山城世外桃源，因之，尚未動工興建，已獲得全美最佳設計規劃獎。

設計案經上人核可後，開始展開申請變更地目作業，怎料，漫漫變更長路無邊，不知何時能盡。回首過往，一次再一次從花蓮到臺中縣政府的道路，已不復記憶何其漫長，特別是，每次抱著滿腔熱情，從花蓮出發帶著上人的囑咐，將願景與憧憬呈現在相關主管面前，可是，經常無法獲得相對的支持，需要一再不斷不斷地溝通，幸好，關關難過關關過，終於等到可規劃動土啟動。

然而，一波三折，預定一九九八年動工的時程延宕，更逢九九年的九二一大地震，為協助災區民眾安心、安生、安身及教育、生活重建的使命，暫時擱置自己的志業，推遲打造醫療園區計畫，直至五十所學校接近完成，才重啟潭子園區興建工程。

豈知，醫療環境已經悄然變化，臺中醫療群雄奮起，總額預算概念令醫界焦慮，但為慈濟醫療受贈於社會大眾指定中部建院用途，本於回饋大德所囑，搶救生命是責任，更重要的是守護健康、守護愛的使命，於是，跳脫醫療窠臼，以預防醫學治未病為願景，開啟臺中慈濟醫療志業大門。感恩同仁們戮力以赴，尚未啟業，已經完成第一本《守護健康 預知疾病１２３》專書，推廣預防醫學理念。

轉眼，臺中慈濟醫院十歲囉！十年來有說不完的輝煌成果，值此歡喜之日，從「三維透視投影」醫療團隊，點點滴滴都是慈悲印記。

從**守護愛**的視角透視：

一、在梨山有中醫師為無法下山鄉民帶去生命的希望，也有小兒、復健科醫療專業團隊，上山為發展遲緩兒童塑造未來生機。

二、在社會上已經被淡忘的廣三百貨槍擊無辜受害女子案，至今還是一位植物人，可憐雙親兩鬢已斑白，依然喚不回已近中年女兒的回應，類似無辜受害人家庭的醫療問題，簡院長帶領團隊一一登門照拂。

三、偏鄉或獨居行動不便，還有仁愛之家養老院等，臺中慈濟醫院加上人醫會團隊，定期義診、必要進一步治療者帶回慈院治療，照顧貧孤弱勢孤寡老幼雖是醫院核心價值，若無同道同志願者，豈能無怨無尤，每個星期甘之如飴而為之。

四、在社區守護愛，還包括對環境保護的用心。連續數年，簡院長帶領團隊在大雅區有機契作麥田，透過農作，除體會農耕與疾病關連，更是凝聚在地情感外；也在大甲媽祖遶境之後，於清晨四點，帶領同仁與社區攜手環保掃街活動，共同疼惜大地。

從**搶救生命**的角度透視：

一、無論國內或海外，只要有災難，同仁們爭先恐後，自費自假前往危險災區，悲智雙運，為搶救災民獻上心力，如在尼泊爾餘震中接生新生兒，更以救災帽子燈光，作為手術房無影燈的替代燈光，為災民開刀，搶回寶貴的生命。

二、為徹底治療年輕病患宿疾，醫師追蹤病患到學校，以最近距離剖析分解病因，解決年輕學子疾病，若非有救人使命，怎會如此用心？

三、無助的外勞頭疼宿疾被轉診到急診，緊急診斷是腦瘤，不問金錢問生命，不用層層申報，免去高額醫療費用，最後，外勞痊癒，並安排協助返回家鄉，見證醫院上下同心同志，對準目標無偏移。

四、團隊醫療特色令人尊敬，眼科更具有獨到黃斑部病變的仁術之外，耳鼻喉科植入人工電子耳及神經內外科聯合治療巴金森氏症的仁心，病患去厄展歡顏是醫療從業最大願望。

從**守護健康**的角度透視：

一、在國際間推動預防醫學中西醫合療特色，並為降低肺癌死亡率，以電腦斷層低輻射檢查，診斷出一公分以下腫瘤，給予早期治療，揚醫療專業與愛於海外。

二、簡院長在大愛臺主持大愛醫生館，十五年來，從未間斷近四千集洋溢濃濃藝文內涵的衛教節目，曾獲金鐘獎最佳節目及最佳主持人殊榮，是守護健康教育之先鋒。

三、收住三百多床的護理之家，守護住民身心靈健康，創百分之三十出院率佳績，若非以照顧家人角度，細心呵護，怎會有出院老人，返回護理之家探望視為己孫的照顧他之服務員呢？

回顧臺中慈濟醫院十年，在行政方面，含醫療掛號、報到、領藥、X卡健康管理，自動繳費機等，都是引領醫界新思維的最佳貢獻，且在醫療專業上屢有創新，形成以病人為中心，以病為師的醫療團隊，及時治療疑難雜症，拔除病苦，如狂犬病等傳染疾病，皆在第一時間提供最佳判斷，免除社會困擾。

二〇一六年初，上人在臺中主持歲末祝福，簡院長率領全院團隊發願，願臺中慈濟醫院是一座以病人為中心的典範醫院，是一座會說故事的醫院。

的確，因為有照顧的廣度及醫療專業的深度，才會有一個接一個的深情故事。如今，臺中慈濟醫院要邁向第二個十年，深信專科醫學中心願景，會一一實現在中部這個大都會，而落實五全照顧理念，展臂擁抱、膚慰高齡長者，是社會之需，亦是臺中慈濟醫院聚焦的使命，深信更會積累點點滴滴，用愛照亮中部及國際民眾健康的故事，無悔與上人的約定！

僅以此文深情的祝福臺中慈濟醫院迎向無法數計的十年，創造更多激勵醫界的典範，成為醫界『擁抱健康、擁抱愛』的永恆之光，臺中慈濟醫院加油！

佛教慈濟慈善事業基金會副總執行長
林碧玉

推薦序二

十年新田展實力

「依四念處住，以戒德為師。解大乘法妙，行入人群中，弘揚菩薩法。」出自《法華經》序品，證嚴上人近年來廣說此經，此文提到的「四念處」，即是「觀身不淨、觀受是苦、觀心無常、觀法無我」。上人提醒我們，「人人都是苦難人生命中的貴人。」尤其是醫療志業同仁，日日工作都在「觀身不淨、觀受是苦」的境界中，當你我走入人群去幫助他人，在付出的同時也會洗滌自我心靈的垢穢，進而尋回清淨的自性。

慈濟走過半世紀，慈濟醫療志業也已三十有一，轉眼最年輕的臺中慈濟醫院也在二〇一七年元月屆滿十周年了！在慈濟醫療六個院區之間，臺中慈濟醫院占地最大、設備最新穎，軟硬體建構應有盡有。不過，位於臺中市潭子區的臺中慈濟醫院，地處人口數眾多、交通便利、經濟發達的大臺中地區，面對許多歷史悠久的大型綜合醫院，從開院啟業的許文林院長，到腦神經外科專長的陳子勇院長，到現今的簡守信院長，兢兢業業，實實在在經營，逐漸建立好口碑。

臺中慈濟醫院不只提供溫馨親切、高品質的醫療服務，更深入社區、偏鄉、山區部落，從鄰近的大里，到較遠的苗栗、南投、甚至梨山，做衛教、防癌篩檢，也辦義診，實現證嚴上人所言：「苦難的鄉親走不出來，有福的人就走進去。」同仁們從付出專業助人的過程中，體會見苦知福、施比受更有福的道理。而臺中慈濟醫院在簡院長的帶領下，更是將醫療與慈善緊密結合、接力守護，讓病苦的人看見生命的曙光。例如，當簡院長聽到中區志工分享一位慈濟照顧戶戴女士的景況，腳板彎曲多年行動不便，便帶著同仁與中區慈濟人醫會的志工登門拜訪，並分析該如何治療，戴女士終於首肯接受治療，恢復自行走路，生活重燃希望。

此外，臺中慈濟護理之家對住民的照護無微不至，甚至有住民得以恢復健康返回自家，樹立長期照護的難得典範。上人期許慈濟醫療做到「感恩、尊重、愛」，臺中慈濟醫院做到了！守護生命，守護健康，守護愛，始終如一。

我因親見證嚴上人將佛法力行在人間，亦將佛法體現於醫業而樂於投入慈濟，至今已二十餘年。感恩臺中慈濟醫院所有同仁十年來的認真投入，讓臺中慈濟醫院成為兼具醫療專業與人文，又得到鄉親們信任的「健康院」。期許所有醫療同仁跟緊上人慈悲的腳步，邁向未來，期盼更多醫師、護理、藥師、醫技、行政同仁加入慈濟醫療的行列，發揮「實力」，並肩打拚！

佛教慈濟醫療財團法人執行長

林俊龍

拾穗・不忘醫魂

世人耳熟能詳的《拾穗》是法國畫家米勒最著名的畫作之一，他深入刻劃農村婦女實際的辛勞與精神的豐富面打動人心。這股力量源自於他融入當地生活，經過長時期的陪伴，瞭解農民真正的生活面，才能創作出如史詩般的藝術巨作。

臺中慈濟醫院啟業至今也十個年頭，「十」不只是個數字，更是提醒我們要用心回顧與省思。細數這些年努力的痕跡，臺中慈濟醫院建立中西醫整合治療、人工電子耳植入、視網膜疾病治療、整合式癌症治療、神經醫學中心以及乳房中心等醫療特色。期待未來能有更多的醫療亮點，各科也都能朝深度化、人文化努力。

除了制式的醫療服務外，我們也踴躍參與各種緊急醫療、災難醫療與人道醫療，緊緊跟隨慈濟慈善的腳步。另外在健康促進與節能減碳方面更是所有慈濟醫院的 DNA，也得到很多肯定，屢次應邀出席國際會議在國際舞臺發聲。除了無聲說法的「綠建築」外，推廣素食以及同仁環保生活化，都是如何讓高耗能的醫療體系做到節能減碳的具體作為。化作實際數據，臺中慈濟醫院一年光是透過智慧節能的調控，效能就相當於一點二七座美國中央公園減少碳排放量的功能；中水回收的使用量也相當於八十四座奧林匹克游泳池的水量！

臺中慈濟醫院存在的價值不能只是用門診、手術、住院人日等數據來衡量。而是要用有沒有做到醫療的核心價值，也就是「關懷」來衡量。師法米勒的精神，十歲的臺中慈濟醫院，「有沒有跟這塊土地建立如《拾穗》般的連結？能不能描繪出這個地區民眾的真實面？實踐一個醫療機構的使命感？」

臺灣這十年的進步毫無疑問，尤其醫療健保的方便性舉世稱羨。但我們同時觀察到，當社會發展邁出大步的同時，某些疾病怎麼愈來愈多、某些疾病治療持續延誤，甚至受困在陰暗角落走不出來的醫療個案依然存在……這些都是我們用力而持續投入的「另類」醫療。透過多媒體以及社區衛教，我們要與迷思及迷信對抗；透過往診，我們要讓這些弱勢族群的朋友知道他們並不孤單！醫療照顧的積極性不應只侷限在醫院內，醫療的夢想願景要與靈魂緊扣在一起。政府力推「長照」之餘，我們也要做到「常照」，一定要常常照見這些社會責任，照見醫療的初發心。

描繪臺中慈濟醫院的這幅畫作，絕對不會只是醫院建築的壯觀，而是真正從這樣的人文內涵中產生的力量——擁抱蒼生。期許未來不忘「醫魂」，緊緊追循上人腳步，讓臺中慈濟醫院成為一所會說故事的醫院、一所會說法的醫院、一所能發揮影響力的人文典範醫院。

臺中慈濟醫院院長

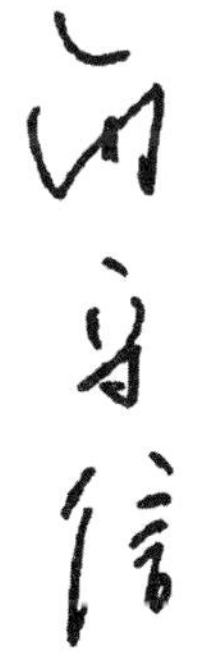

目錄

醫病有情

中西合璧

團隊合作

醫路我和你

懷念

扎根茁壯

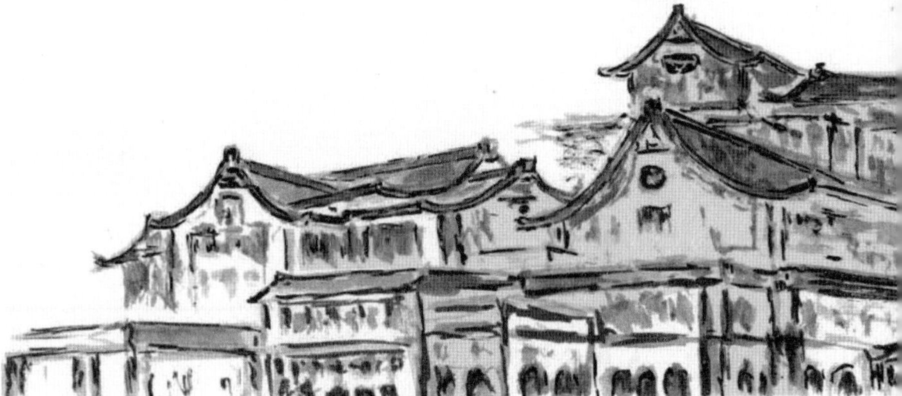

醫療福田聚潭子
十年「合和」創新局

整理／謝明錦

二〇一六年時值慈濟五十年，當十二月各地慈濟人陸續推動歲末祝福同時，慈濟醫療志業最後成立的臺中慈濟醫院，正以堅定步伐邁向十周年。在兩院區間穿梭的醫護、醫技、行政人員、志工與來院大德，投注健康產業的努力已奠定堅實基礎。十周年標誌的是一段從無到有、從有到好還要更好的歷程。

回想二〇〇七年一月八日凌晨，冷風颼颼，坐落臺中市潭子區的臺中慈濟醫院剛完成硬體架構，各崗位人員也已就位，這天起開始為期兩周的健康諮詢。迎接新醫院的啟用，早上四點多，各角落燈火漸明，工作人員各司其職，二千多位陸續抵達的全球慈濟人與會眾，用愛緊緊圍擁醫院，見證殊勝的歷史時刻！

悲心大願做醫療　覓地艱辛

一九八八年二月，當時行政院衛生署核定籌建全國醫療資訊網，提供良好醫療資訊環境，使全國醫事機構、健保機關及衛生行政單位均可利用資訊網，從事相關資訊交換、蒐集、彙整、查詢及統計。當年醫療資訊網建置之初，首先在新竹設立區域資訊中心（Regional Center, RC），而後分別於臺北、臺中與高雄等地設立區域資訊中心完成全國醫療資訊網建置。

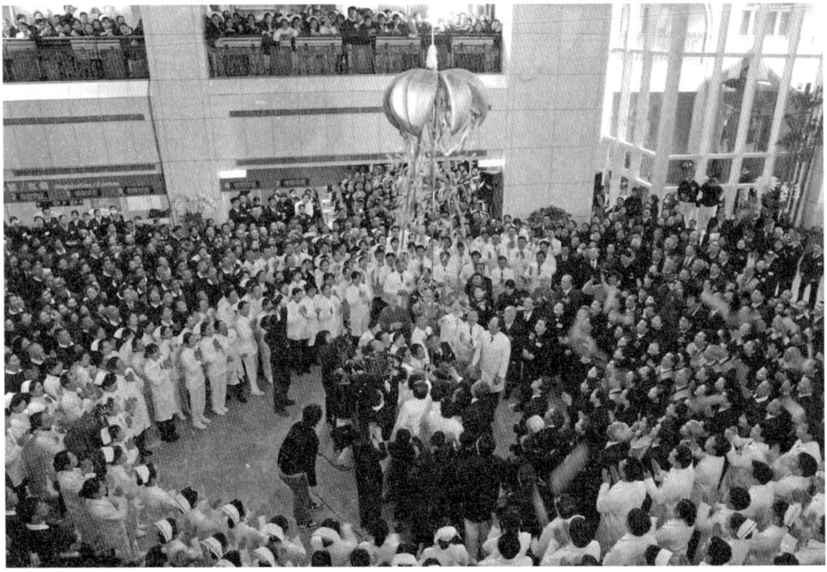

二〇〇七年一月八日，在眾人祝福聲中，證嚴上人為臺中慈濟醫院拉開彩球，正式揭幕。

一九九〇年二月初春，因全國醫療網建制，證嚴上人到中部尋找土地有意建造適合中部民眾的醫療院所，行腳至潭子偶然發現一處風景秀麗的好地方，極為適合居住養老及蓋醫院，隨師的伍慶雲師兄即開始積極找尋地主，因緣不巧，發現土地早已於兩個月前被買走。一九九五年地主親自造訪伍慶雲表明願意出售土地，伍慶雲驚訝欣喜，隨即回報好消息。事隔多年，此地雜草叢生，芒草長約一人高，處處荊棘，上人與德融師父、伍慶雲師兄再次勘查，伍慶雲心繫師父安危，承租直升機空中鳥瞰，呈送空照圖給上人詳閱。終在一九九五、一九九六年間，慈濟正式承接了這塊土地。

一九九六年九月，林碧玉副總與伍慶雲師兄緊鑼密鼓著手申請醫院建照，孰料建照申請非但手續繁複，屢遭衛生局駁回，當時報紙十幾天連續報導。伍慶元師兄決定拜訪議長及縣長，他鉅細靡遺向縣長表明慈濟在潭子建院的目的，伍慶雲口述，上人曾於臺中某醫院探視慈濟人，急診室擠滿病人，許多病人屈身透風，無助等待一張病床。上人一念悲心生起，確立在中部蓋醫院的決心。伍慶雲強調，地點選在當時人煙罕至的郊區是因為東勢、神岡、大雅的居民急診時往往因山路、塞車，尚未到醫院就往生。衛生單位亦見山區民眾因老年人口需求孔急，希望慈濟醫院朝兒護、護理之家或精神疾病方向規劃，照顧偏遠地區人民，在一九九七年九月由時任衛生局長的黃美娜女士核定通過。

同年政府發布「企業根留臺灣，土地釋出方案」，慈濟曾與台糖接洽希望承租土地供臺中慈濟醫院使用。未料，民間十家廠商已租用台糖土地。包括伍慶雲、朱以德在內的六人團隊再度出動和十家廠商協商，勸說慈濟起造醫院的用心與上人悲心，說之以情更協助廠商移駐后里工業區，終於圓滿用地。

九二一地震　建院進度推遲

中區慈濟人奔走努力推動建院的大小事務，沒想到一九九九年九月二十一日凌晨發生規模巨大的九二一地震，慈濟菩薩各地湧現，生命離逝留下的悲傷逐漸發酵，透過人間菩薩的賑災、發放、大愛屋、希望工程的興建，讓傷痛有了停損點，但搶救苦難的過程耗時耗力，也讓臺中慈濟醫院進度停滯四年。看似腳步停止的時間，卻也讓建院土地更加完整。四年中，伍慶雲和蕭惠特師兄積極延攬周邊土地，也因此結下好因緣，認識許多周邊鄰居，還有人因此成了慈濟人。

二〇〇二年四月十四日，上午八時五十五分，臺中慈濟志業園區動土，匯聚上萬人的典禮場面盛大，當時臺中縣長黃仲生、議長、民意代表、各大醫院院長及十多位企業界重要負責人齊聚一堂。黃仲生致詞表示，九二一大災難後，全縣每個角落都受到慈濟人最妥切的照顧，今後臺中縣各界一定全力支援，協助園區早日興建完成。當天上人一直奉侍在師公印順長老身邊，親自推輪椅護送導師，來賓致詞後，上人恭請高齡九十七歲的師公開示，他「希望佛法與世間法都能發揚光大。」師徒相依成了最感人的畫面。

二〇〇六年七月二十五日臺中慈濟醫院周邊景觀工程啟動，當時中區慈濟人每天動員四百人次志工。「鋪連鎖磚、掃沙子、出坡、院內打掃」，密集鋪連鎖磚的一個半月，逢周末假期更高達五百人次以上參與，還有上班族更是利用上下班前後時間，把握分秒，積極付出。半年來，志工鋪設停車場、正門、三十米大道、醫院後方涼亭和機車便道等面積約四萬坪。原本的甘蔗園，已是蓮花遍地、藍天白雲映照的大愛世界。

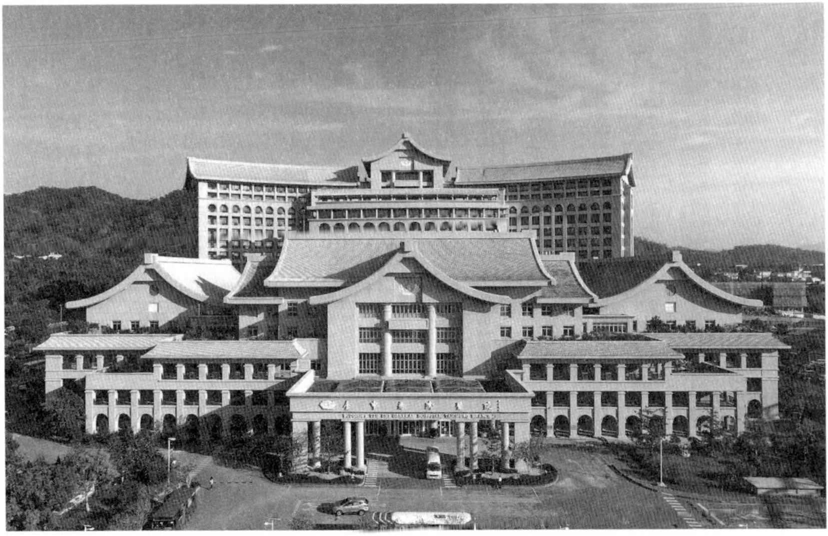

臺中慈濟醫院第一院區正面外觀。

二〇〇七年一月八日啟用健康諮詢後，一月二十三日醫院正式使用健保卡營運，統計十五天，參加健康諮詢人數達一萬零二百七十五人，參加關懷門診則有八千二百三十五人。二月二十四日舉行「滿月」記者會，創院院長許文林妙喻：人的身體健康就像汽車一樣，平常要保養，上路才能順利行駛，人到四十歲應該開始健檢，發現有病即時醫治，不要等馬達（心臟）快要停了才送醫就來不及了。這番話揭示預防醫學的重要概念。當天剛好是在醫院接生的兩位寶寶滿月，醫院特別準備慶祝會，歡迎寶寶回娘家，頒發健檢憑證給兩個家庭，讓兩位寶寶到醫院預防注射看診都免收掛號費。上人俗家母親王沈月桂更送來玉觀音祝福寶寶平安健康長大。

嶄新醫療大樓啟用　開創新局

當醫院進入常軌運作，規模更要向前，原作為護理之家的院區須等醫療大樓啟用才能回歸原用途。營建之路持續進行，在日常醫療作業中，隔鄰的醫療大樓夜以繼日努力趕工。二〇一一年八月二十一日，臺中慈濟醫院第一院區新醫療大樓正式啟用，為慈濟醫療志業服務鄉親的歷程再寫下新頁。臺中慈濟醫院以兩個院區的新面貌，服務大臺中山線區域鄉親，搬遷過程集眾人之力，克服阻難，只為提供更好更完善的醫療服務，艱辛過程，深深記錄刻劃所有同仁及志工的努力。

醫療作業一刻不能暫停，因此第一院區搬遷作業採階段進行，五月九日以行政同仁為主的團隊率先駐點新大樓，各自負責驗收項目列表管制，規劃於二十一日完成複驗，使命是「使用執照順利通過」。張文成副執行長與各主管舉行搬遷會議實際會勘新院區規劃動線，汽車行進路線、公車與行人避免交錯、開刀房準備區與醫護同仁進出銜接，要求符合乾淨區與汙染區運作等細節。勘查讓團隊同仁知道，評鑑不只是紙上作業，而是落實到實際執行面的過程，就正如慈濟人文一樣，要深刻入心，才能在所有流程發揮出來。

隨著「先遣部隊」進駐，宣告新院區啟用時間進入倒數，不少同仁忙著趕進度，加班幾乎成了常態。志工愛護同仁，決定致送誤餐點心。慈濟各和氣區志工輪班發揮巧思，分送不同點心，志工之愛陪伴著同仁到六月底。同仁都溫暖在胃、感念在心。

隨搬遷腳步趨近，為確保病人平安搬遷，加護病房事先以「假人安妮」模擬重症病人轉送新醫療大樓的環節。醫護同仁分四組，依規劃以四輛救護車將重症病人送往新醫療大樓，確認運送動線是否安全無虞，以及病人維生所需各式儀器是否到位，還有一位醫師與三位護理師陪同轉送。重症加護團隊、總務室及救護車合作廠商，秉持「演習視同作戰」心情，認真操練每個環結，期以最短時間安全轉送。

慈濟醫療志業史首見的「院區大搬家」，七月三十一日宣告順利完成，新醫療大樓急診室空間較以前大三倍，也符合衛生署要求：設有獨立出入口、二十四小時警衛管制，也加裝病人圍簾保護隱私，檢驗、放射與藥局也到位，服務立即上線。手術室更明亮、空間更大，多元功能影像系統，可將內視鏡影像投射到開刀房螢幕，促進流程順暢，病人與家屬在等候室看手術影像，可以和正動手術的醫師溝通，減低病人感染疑慮，又不致造成家屬壓力，是最體諒病人思維與關懷家屬的設備。

八月一日門診正式上線，大了五倍的新院區，對多數鄉親來說彷彿迷宮，除行政人員，志工也動員一百四十人，人人手中一張地圖協助引導。上午九點多，婦產科陳智賢醫師接生新院區出生的第一位寶寶，二千八百克的女娃搶下頭香，慈濟基金會林碧玉副總執行長、醫療志業發展處張文成副執行長特地前往致送福慧鞋賀禮。新醫療大樓第一臺手術是三十一日上午由當時的陳子勇院長執刀，歷時一個多小時，順利完成。心臟內科林茂仁主任則使用新的雙面心導管儀器，順利完成六十三歲王先生的冠狀動脈檢查，這是新醫療大樓第一例心導管個案。

第一次在臺中慈濟醫院看診的連先生說，新院區整個環境很舒適，候診有大愛電視的節目看，也不會無聊。搭乘手扶梯到二樓門診區的吳先生，對新設置的手扶梯讚不絕口。他說，行動不便的老人家搭手扶梯上下樓層，既不用走樓梯，也不用等電梯，很方便！還有病人家屬誇獎新式領藥看板，明確顯示等候時間，非常便利。

八月二十一日，「守護生命」磐石由證嚴上人與林俊龍醫療志業執行長、陳子勇院長共同奠基，宣示臺中慈濟醫院肩負起更大使命，朝向全新未來大步邁進，所有醫護同仁將攜手寫下屬於臺中慈濟醫院的歷史新頁。

醫療樹特色　護理之家接續長照

二〇〇七年七月三十日，陳子勇院長升任名譽院長，新卸任院長交接，接任的簡守信院長期勉同仁一起努力，把臺中慈濟醫院變成一所在醫學界「不一樣的醫院」。上人在志工早會慈示，臺中與大林距離不遠，但願兩院合和互協、福慧雙修，在地方發揮醫療的功能。林碧玉副總說，臺中慈濟醫院過去經營有聲有色，陳子勇院長功不可沒，但畢竟醫療與神經系統的研究是他的最愛，以往曾多次懇求放下行政業務，今年因緣成熟，特地情商簡守信院長接手臺中慈濟醫院院務。林俊龍執行長感恩陳子勇院長過去的努力，也祝福在大林努力十二年，樹立大林慈濟醫院「上港有名聲、下港有出名」的簡守信院長，能在新的平臺上繼續發光發熱，期待大家同心協力做簡院長的後盾，讓他在臺中更上一層樓。

簡院長首次對臺中慈濟醫院同仁致詞，他表示，從臺大、花蓮、大林到臺中，等於是北、東、南部最後到中部，整個臺灣繞了一圈，由大家一起圓這個緣，希望從鄉村包圍城市，把鄉村的醫病互動情意拉到城市。大林是「田中央的大醫院」，臺中位於新田，也是田，所謂「福田一方邀天下善士」，相信在這塊醫療的土地上可以做一些不同的事，走出不一樣的路。

果真臺中慈濟醫院原規劃的護理之家，因緣成熟後，二〇一四年一月八日設於臺中慈濟醫院第二院區的臺中慈濟護理之家正式啟用，上人親自揭牌，因緣殊勝適逢農曆十二月初八，俗稱佛陀成道日的「臘八」，七年前的一月八日也是臺中慈濟醫院展開義診的日子，如今，上人同樣給予最深的祝福，期許醫護同仁打造輕安居成為令人輕安快樂自在的家，也感恩衛生主管機關對臺中慈濟醫院的疼惜。當年核定臺中慈濟醫院建院執照的臺中縣衛生局長黃美娜也受邀觀禮，此時她已是合併後的臺中市衛生局長，意義自是不同。黃美娜局長特地感謝上人，感謝臺中慈濟醫院中醫部承擔定期到梨山開診、改善偏鄉無中醫的窘境。黃美娜局長說「失能者要離開家裡到醫院接受照顧的心情我能夠理解。」肯定臺中慈濟醫院悉心規劃護理之家，提供溫馨如家的環境，造福大臺中鄉親就醫需求。

又二年過去，迎接臺中慈濟醫院十周年，醫療團隊分別組成：微創中心、癌症中心、預防醫學中心、社區健康中心、高壓氧中心、感染管制中心、睡眠醫學中心、器官捐贈中心、乳房醫學中心、兒童發展復健中心、膝關節健康促進中心、聽語及人工電子耳中心、中西醫臨床整合研究中心等十三個特色中心。中西醫整合更是步調快速，堅強陣容幾乎超越中區醫療界。十年從醫療磐石奠基到中西醫整合與長照初具，一路上許多醫病溫馨互動，讓同仁如在農地拾穗般，拾起生命中亮麗的點滴，持續向前邁進的源源動力。

醫療慈善

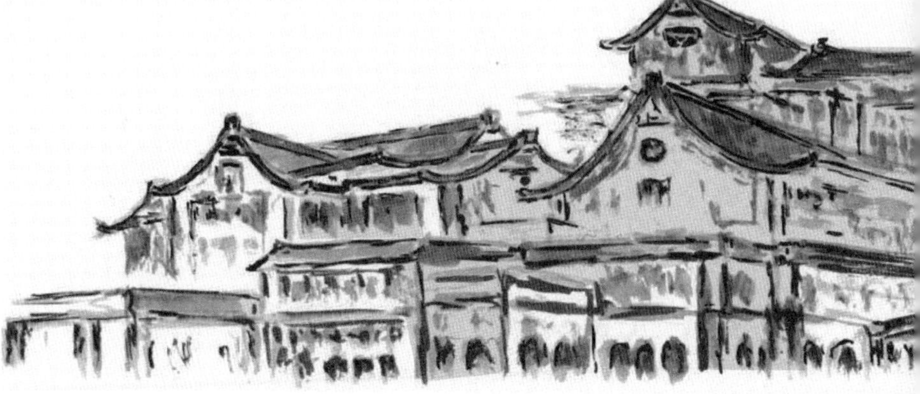

山路彎彎醫路行

撰文／鄭宜哲（臺中慈濟醫院中醫部主治醫師）

梨山，曾經是臺灣群山圍繞的世外桃源，高山蔬果的盛產地，更是中部開發最早的風景區，轉往臺中、南投、花蓮、宜蘭等地的公路匯集在此，梨山成為中部橫貫公路最熱鬧的旅遊轉運中心。但是一九九九年的九二一大地震後，中橫公路柔腸寸斷，梨山從此成為孤島，經過十三年，當地仍有一萬多位居民，在醫療、物資缺乏的情況下生活著。臺中慈濟醫院中醫部經歷探勘和義診後，決定突破窮山惡水和迢迢長路的阻礙，於二〇一三年二月到梨山首設中醫門診，直到二〇一六年十月，累計開設一百四十二診、服務了二千四百六十六人次。

世外桃源如孤島　首次義診感動深

二〇一二年十月七日，當時因中醫部陳建仲主任指派，跟著慈濟中區人醫會一行十二人去梨山進行勘查。一早出發，經由埔里、清境、到達梨山，沿途左彎右拐，讓從不暈車的我竟暈頭轉向地想吐，「迢迢山路、綿延彎彎」，就是生平對梨山的第一印象。

經由梨山分駐所劉所長的彙報，我們慢慢掀開梨山的神祕面紗。印象中，梨山是水蜜桃、高接梨、甜柿、蜜蘋果、高山茶葉、高冷蔬菜的故鄉，曾是中部橫貫公路最熱鬧的旅遊景點和交通樞紐，然而九二一地震造成中橫公路「德基至谷關」路段嚴重受創，重建工程又遇到颱風造成路段坍方，無法完全正常通車，當地生活物資及居民的生活便利大受影響。不只是交通受阻，居民的健康照護也面臨嚴重缺乏危機，整個大梨山地區約有將近一萬名人口，居民以務農為主，肌肉骨骼系統疾病及老年化人口的健康問題，都需要中醫醫療的介入與幫助。當地僅存的唯一醫療院所是梨山衛生所，只有簡單西醫服務，更別說中醫治療。二〇一一年，佛教團體在當地兩次的中醫義診造成熱烈反映，更顯中醫醫療的迫切需要。

由於路途遙遠，人醫會要來義診可能也得一兩個月才能成行一次，如何為梨山的居民提供更好的幫助，這個念頭始終在心底盤旋，於是開始構思一個定期定點的梨山地區中醫醫療計畫，在獲得陳建仲主任的全力支持後，便開始尋找進行梨山醫療的資源與克服各種困難的方法。二〇一二年十月又得知獲得簡院長與證嚴上人支持，心中澎湃激昂的希望與感動難以言喻。

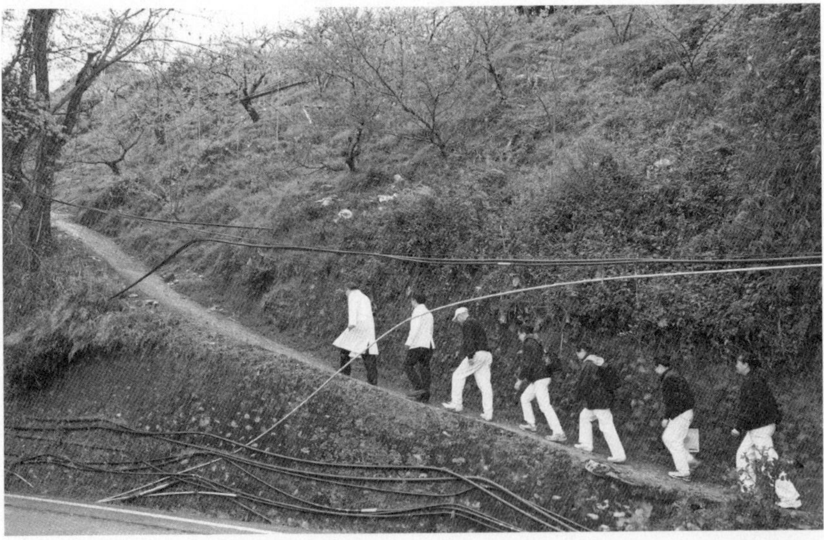

中醫部王人澍副院長、鄭宜哲醫師與梨山地區師兄姊走在蜿蜒的山路上訪視個案。

臺中市衛生局在十二月八日，邀請中醫部參與梨山文化節活動義診支援，筆者代表醫院參加場地勘查規劃未來活動。當天凌晨出發，攝氏十度以下的低溫環境，讓人感到又濕又冷，一整天在梨山國小的義診，回到家已經晚上九點，親身經歷當地一天的生活後，頓時對梨山居民的刻苦耐勞佩服不已。

有了勘查經驗，十二月二十二日當天的梨山中西醫聯合義診活動，也是臺中慈濟醫院創院以來，最偏遠、最大規模的一次聯合義診。簡守信院長帶領王人澍副院長伉儷、莊淑婷副院長伉儷，並協同紀邦杰醫師帶領的慈濟中區人醫會，隊伍中有四位西醫師、十一位中醫師、四位護理人員、四位藥師、以及慈濟志工共計七十多人，一行十二輛車浩浩蕩蕩的出發。浩蕩長的慈濟隊伍，行駛在一條不存在衛星導航的道路上，我們經由谷關、德基路段進入了梨山。當再次看見九二一後塵封十三年的破碎山河，更提醒著我們要戒慎虔誠，敬天愛地。

慈濟在梨山的第一次義診，短短兩小時之內就服務了近九十位民眾，讓參與的同仁欣慰又感動，簡院長更是承諾未來會持續醫療關懷，讓當地民眾感受到濃濃的溫情。

診間拉到高山上　克服障礙水準高

經過了兩次暖身，二〇一三年二月二十八日，第一次正式的中醫梨山巡迴醫療出發了！

梨山地區原住民占有相當程度比例，很多原住民一輩子沒吃過中藥或接觸過中醫。搶到「頭香」掛號的是太魯閣族的李秋菊與另一半魏振昌，他們說，痛風發作，雙腳踩到地上就痛得不行，因為他們的觀念仍是「休息沒有錢賺、喝酒只有一點點，不吃肉沒有力氣工作！」志工協助給藥時不忘提醒——可不要喝酒配藥。原住民爽朗的笑聲中，雖然讓我們感受到樂觀的態度，但也透露著醫療衛生教育無法深入偏鄉的困境。

短短兩天的駐診獲得熱烈迴響，共有一百零五位民眾接受中醫師診療服務，讓大家忙得快樂、累得歡喜。醫師既要看診、針灸又要登錄病歷，狹窄空間裡還不時傳出「大力一點」的要求，讓三位「很幸福」的醫師在梨山沒觀到星星，倒是忙得「眼冒金星」，但看到原住民朋友因身體痠痛得到緩解，帶著陽光般的笑容對志工們說「不要忘記我喔！」大家的疲憊馬上一掃而空。

雖然擁有雄心壯志在梨山開設了中醫門診，但交通不便就是第一個問題，往梨山有兩條路線，九二一之後，居民都以繞往南投合歡山清境的臺十四甲公路上山，臺十四甲沿路雖然風景優美，但路途遙遠迂迴，若往來臺中，單趟車程要四小時，來回路程三百多公里。經當地居民爭取，坍方的臺八甲線在谷關到德基路段的臨時便道才開放給當地居民及公務車和醫療救難使用，往來梨山終於至少有兩條路可以走了。但臺灣地區地震頻繁，加上夏季多颱風豪雨，臺八甲線仍是落石不斷，都增加行走時的風險。而冬季低溫時，合歡山容易下雪，臺十四甲路面結冰易生危險，往來梨山，似乎就像航海人所說的，一切還要看天意啊！

第二個遇到的就是設備問題，為了要讓梨山的醫療品質等同臺中院區的門診，所以從掛號、批價、電腦病歷記錄等等都需要資訊系統支援，勞苦功高的資訊室專員楊翔麟、林建宏一一克服所有障礙，中華電信機房的邱振波更有如菩薩派來的救星，解決了網路的關鍵問題，成為我們日後每次駐診的專屬資訊工程師。

陣容更堅強　從早看到晚

儘管這兩周一次、每次兩天、開設兩診的梨山巡迴醫療並不簡單，但陣容卻極堅強，包括醫師、藥師、護理師、電腦資訊室人員和慈濟志工等等，整個醫療團隊共十五個人。看診比照慈院中醫部分科概念，有內科拿藥、針灸治療、傷科推拿、拔罐刮痧等療法。有了第一次成功的門診經驗，二〇一三年三月十四日募集到更多的人力出發！時任中藥局組長廖宜敬，還有三位熱血的年輕實習醫師也志願一同上山，三輛車，十五個人，還帶了十二張環保教育的海報一起上山，只希望在一次又一次的潛移默化中，能讓當地人了解保護環境的觀念以及慈濟的用心。

門診一樣從早看到晚，三線醫師同時看診，一位醫師負責鍵入手寫病歷，兩位醫師協助針傷處置。用完餐幾乎沒有休息馬上接著看診，因為門口已經有民眾在排隊候診了。有人問我們為什麼要耗用這麼多醫師人力，我只能說：因為慈濟的巡迴醫療是很認真的，要給梨山地區民眾等同平地民眾一樣的中醫醫療品質。兩天下來，看了一百零八名病人，包括沒有健保卡的人，我們也秉持著一視同仁的精神來服務。健保局規定「中醫門診總額醫療資源不足地區巡迴醫療服務計劃」一天最多只能申報三十五人，中醫部的陳建仲主任則說：我們在乎的是有沒有把病看好，這才是最重要的。

認識中醫原民驚嘆 「打針灸」好神奇

年初時有一位原住民因為在果園陡斜的山坡工作不慎滑落而扭傷膝關節，痛到無法行走。在衛生所打了止痛針後，膝蓋還是動彈不得。看到他的時候，他是在友人的攙扶下用單腳跳進了中醫駐診區。替他檢查評估，確定沒有骨折或出血等立即性的危險後，選擇用中醫的針灸及推拿方式治療。觸診評估時發現他不僅膝蓋腫脹無法屈伸，連帶也造成小腿及大腿肌肉緊繃及僵硬，因此先在肢體遠端給予數針緩和緊繃的肌肉，再於膝關節處附近下了數針，配合理筋手法，經過半小時後，這位原住民大哥就可以很開心的自然行走了。他興奮地在診區大喊「好神奇！」沒想到陪同進來的友人見狀也忍不住「現場掛號求診」：「我的手掌打不開，手指頭都沒辦法伸直，有沒有救？」詢問之下才知道他是因為酒後亂揮拳造成掌骨骨裂，經石膏固定一段時間後造成掌指關節僵硬所以無法活動，於是在他的掌指間下了三根針後請他試著慢慢動，沒想到他的手掌就可以慢慢打開了，讓他直呼這一輩子第一次「打針灸」，好神奇！

而且怎麼都不會流血？以前怎麼都不知道中醫可以治？

原住民菸酒不離身的習慣也是我們要衛生教育宣導的重點，廖子嫻醫師在看病時也會為病人耳針協助戒除菸癮。我們當天離開時，看到病人很興奮地又跑回來跟廖醫師回報：「今天一整個早上都沒抽菸喔！」可見給予愛心關懷及中醫專業，真能為當地居民提供莫大的幫助。

看到原住民的天真和直接熱情的回饋，真的是既開心又感動，但也希望他們之後都能少菸少酒注意健康啊……

往診家訪探視孤老　居民志工回饋暖心

除了門診，往診也是為了服務不方便的病患。二〇一五年十二月二十二日中西醫聯合義診時，簡守信院長親自訪視住在梨樹果園旁鐵皮屋的林萬老先生。之後我們再次拜訪，獨居的他看到這麼多志工來，樂得開懷。陪著我們一起往診的王人澍副院長夫人見到他單薄的衣物，當場解下身上的圍巾，親自為老先生圍上，事後還買了一套全新的保暖衣物，囑咐我們一定要交給老先生，看在心裡真是感動！

有一次拜訪了一位八十多歲行動不便受腰痛困擾的老奶奶，也讓她第一次體驗到針灸的療效。有鑑於這裡的鄉親多有肩頸痠痛及手臂痠麻的問題，醫療團隊發揮採訪精神實地到當地果園訪查，才發現高山水果的甜美多汁，是勤於剪枝、疏果等勞力工作換來的，而這些重複性的上舉手臂動作，加上當地寒冷氣候，造成了肩頸僵硬的症狀族群，頻繁的使用修枝剪刀，也讓手腕的關節受損，腕隧道症候群病人的比例相當地高。

每次駐診前，梨山分駐所的劉所長總是開著宣傳車四處廣播，還親自到四十分鐘車程外的眷村社區載一位高齡八十的獨居鄭老伯伯前來就診。每次在候診區，陪伴病患的志工盡力的帶動健康操、解說靜思語、介紹資源回收環保概念。診間的診療床是去年志工捐贈的，當地的志工捐贈了五張長桌，人醫會支援隔廉設備，住宿更由當地的志工王重男師兄提供幫忙，還為醫療團隊添購了十四條純棉的大被子；在當地開設餐飲店的洪珊珍師姊也暫停營業承擔香積志工等，平常就在當地承擔資源回收清運、關懷獨居老人、風災慰問、急難救助等等工作的志工邱振波、林淑惠、洪珊珍，以及梨山分駐所劉中平所長等，平日就在梨山默默耕耘，就靠這樣拼拼湊湊成就了梨山的中醫門診，也感受到來自四方的愛，這時才深刻的體會到證嚴上人說：「願有多大，力就有多大」的意義。

偏遠地區醫療資源缺乏的困境，一直是臺灣引以為傲的健保制度中被忽略的一點，同樣繳納全民健保費，卻得不到基本的照護。有人問我，梨山這麼遠，為什麼你們還要去，我想：就是因為很遠，所以更能體會當地居民的辛苦，其實，小小的臺灣怎麼會有「偏遠地區」呢？

想起從前有一位日籍醫師井上伊之助，他的父親遭到原住民殺害，他仍到臺灣原住民部落以醫療傳道三十餘年，故事的背景正是發生在仁愛鄉地區的泰雅族部落，就是現在梨山地區主要的原住民族群。每次上山，我們總是會經過埔里、霧社、仁愛，循著當年井上伊之助醫師往來山地間的道路，除可以欣賞臺十四甲線沿途的風景，也提醒自己不要忘記前人的付出耕耘，不要忘記這塊土地上曾經發生的動容故事，更不要忘了自己內心曾經的感動以及踏上這條路的初發心。

臺中慈濟醫院「無中醫鄉門診巡迴醫療服務——梨山中醫門診」，從二〇一三年二月起到二〇一六年十月，總計開設七十一梯次、一百四十二診，動員超過二百人次中醫師、一百四十人次護理師，還有二百人次以上駕駛與人文志工，服務了二千四百六十六人次。這分奔馳在偏鄉山路上的醫療之愛，仍在蔓延擴大中。

仁愛之家好鄰居
轉動健康

撰文／曾秀英

臺中慈濟醫院與臺中市立仁愛之家車程不到三分鐘，只有短短幾個公車站牌的距離，卻曾經彷彿咫尺天涯般無緣攜手，直到二〇一五年才有機會合作，臺中慈濟醫院一年多來，全力協助醫療、復健，並推動各項健康促進活動與專案，已逐步落實推動「轉」健康的「新生計畫」。

臺中市立仁愛之家於一九七四年二月創立，原名「臺中市立綜合救濟院」，四十多年來，承擔照顧孤苦無依、失去自我照顧能力以及需保護的長輩，仁愛之家蘇淑貞主任就職前釋出合作想法，簡守信院長一口答應扛下照顧仁愛之家弱勢長者住民的健康促進責任，隨後也率人文室與社區健康中心同仁前往參訪，瞭解相關事項。

蘇主任十月份上任後，臺中慈濟醫院社區健康中心立即著手進行「失智症篩檢專案」，全面瞭解仁愛之家住民的照護需求與照顧資源配置。第一階段由仁愛之家工作團隊初步篩選，轉介疑似失智症長輩到院，醫院則成立快速門診，包括：醫師診療、安排電腦斷層檢查、抽血與心理師智能測驗等，協助長輩於最短時間內檢查確認是否失智，最後結果提供仁愛之家照護同仁，擬定後續照護計畫，目標是三個月內建立分類分級照護模式。

巡診起跑　守護健康不漏接

透過醫事室協調、安排，健保局、仁愛之家及臺中慈濟醫院醫療科與行政團隊建立共識，巡診業務於十二月份第一個週三起跑，透過資訊室網絡專線架設，雙方有了「一線生機」的硬體。臺中慈濟醫院於二〇一五年十二月起加入照護行列，神經內科、復健科每周三上午、周五下午前往巡診。

設在仁愛之家的門診，實踐以長輩為中心的照護模式，由神經內科曾啟育主任打先鋒，就近觀察長輩生活模式評估醫療需求。溫柔對待與關懷付出的方式，短短幾周，個案數從十餘位成長至近五十位，求診長輩像粉絲般追隨曾主任，看診似乎成為長輩們生活的另一種寄託。

床邊巡診更直接解決年近七十歲陳伯伯的病苦。陳伯伯因結腸惡性腫瘤在臺中慈濟醫院開刀，醫師囑咐出院後要定期回診，但始終未

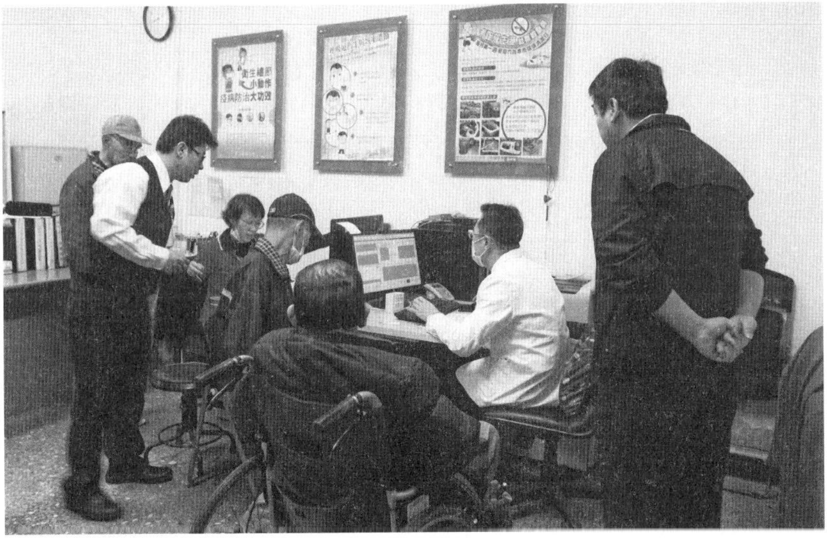

神經內科曾啟育主任，定期至仁愛之家為住民長輩看診。

見蹤影。曾主任巡診時看他蜷縮床上、眉頭深鎖，微微呻吟，馬上拿起聽診器、仔細檢查腹部並輕撫身體詢問、關心，診斷疑似腸阻塞及泌尿道發炎，立刻安排住院、回診直腸外科，經團隊努力，再次巡診看到陳伯伯，他已經可以伸展身體，展開微笑歡迎醫師到來。

巴金森氏症的病人徐爺爺，之前可能沒好好就醫，或給專科醫師看，步態不穩，現在經過檢查確診，微幅調整藥物，就能讓他自由自在去散步、上洗手間，減少跌倒意外，生活品質與自理的部分好很多。

用心用愛給「心藥」

有些病人明明還有藥，看到醫生出現，就是想掛號，「他如果喜歡來看，那就讓他（假裝）看，有些病人不是身體不舒服，但是就是想要跟你講講話，我也覺得這樣子很不錯。醫生也有一個好處就是動動嘴巴人家就會快樂，這樣也是一件蠻好的事情。」曾主任自有一套讓老人家開心的做法。

仁愛之家護理師跟著臺中慈濟醫院醫師巡診，貼身觀察最清楚。護理師說，曾啟育主任對老人家用藥很斟酌小心，症狀評估目的是讓他們平穩、舒服，不論皮膚科藥膏、還是進口藥都很幫忙，難得的是十分用心整合老人家各科用藥，避免重覆。甚至老人家都愛來「看醫生」，主任也願意耐心聽他們講話，滿足心理需求。

「看得出來這裡的住民很孤單，看到醫師來都很高興，醫師多講幾句話，儘量滿足他們的要求，有些輕微的小動作，讓他們感覺周到、貼心，老人家就很快樂。在這裡「比較麻煩的地方是，大部份住民都是中低收入戶、獨居老人，甚至路倒，重度智障、肢障的情形，過去的病史、用藥史可能不明，沒有家屬在旁邊補充，萬一病情比較複雜等於在考驗醫師的耐心跟經驗，必須從簡單的幾句說明、症狀中，用猜的或直接判斷出疾病，為了把病歷寫好，藥調配好，病史記錄下來，各科醫師成為他最好的後盾，不熟悉的藥名跟症狀只要一通電話，相關的專科醫師在電腦上看一下，馬上就可以提供即時幫忙。」

二〇一六年九月底，一次看診日遇到颱風，原本接獲比照公務人員休假停診訊息，但「很多病人沒有藥了怎麼辦？」曾主任不畏風雨，仍載著充當助手的醫事室主任饒玲瑜前往看診，三個小時造福五十幾位長輩，他們特別有成就感。

「家裡如果有一位失能老人，照顧起來就很難過，何況仁愛之家的失能老人是一群，照護人力一對多，真的也沒辦法做到十全十美。」曾主任每次去仁愛之家看診，在大廳等車子時，都會去看佛陀問病圖，感覺佛陀在告訴他，「看病人就等於看我。」他用這樣的心去照顧仁愛之家的長輩，也肯定臺中慈濟醫院醫療團隊做仁愛之家照顧的後盾，從慈善團體角度，補政府與家庭照顧的不足，很有意義。

團隊合和拔苦與樂

復健科蔡森蔚主任評估住民長輩復健需求，提供正確生活起居體適能治療，透過更適切的照護，更積極安排回院治療計畫，協調治療師，掌握黃金復健期，讓老人家活得久更要活得好。藥劑部則比照臺中慈濟護理之家，也替仁愛之家提供「門診餐包」給藥服務，不論年齡或社經地位都一視同仁，不放棄任何希望的積極態度，深深影響仁愛之家住民與工作團隊。

隨著時間愈長，各種不同的情形陸續出現，臺中慈濟醫院跟仁愛之家也建立一套住院合作模式。八十七歲伯伯胃痛了兩個月，檢查發現胃裡面有顆近十公分的腫瘤，得做進一步檢查，不管是麻醉、切片，還是切除手術，都需要家屬同意書與陪伴、後續照顧，但伯伯從小是養子又未婚，缺乏家庭支持，血液腫瘤科李典錕主任分享，幸好有基金會及醫院金援，提供二十四小時看護人力照顧，確認是腸胃道淋巴瘤後，順利進行化學治療，熬過發燒、神志不清、飲食變差等併發症過程，伯伯一個月後順利出院，肚子不再痛，腸胃道出血、解血便也都止住，正是慈濟一貫拔苦與樂的最佳寫照。

不必出門就能看診、拿藥，徐爺爺很滿意。他說，醫師用心、認真的調配藥物，讓他精神好很多，如果有人去住院，慈濟也十分照顧，經濟上也很幫忙。陳奶奶謝謝醫師的愛護，她表示，醫師一趟路專程來給老人家看病，做人好又給予方便，真的很感恩。「天下最美的是病人的笑容」，當醫療團隊走入仁愛之家發揮膚慰效果，溫柔對待中看見老人家的笑容，這就是臺中慈濟醫院巡診仁愛之家實質功能的見證。

朝心靈健康促進目標邁進

針對仁愛之家所有長輩安排大規模健康檢查，二〇一六年九月二十五日登場。社區健康中心陳慶元主任說，中區人醫會十位會員跟著紀邦杰醫師加入關懷行列，另有北屯一區志工師兄姊攜手服務長輩，關懷比例上，每兩位長輩就有一位服務人員照顧，目的是瞭解每位長輩的身心健康情形，未來將由中心夥伴接續安排系列健康促進活動，期待降低長輩們孤獨、寂寞與等待感。

為了不讓老人家餓太久，往例上午八時才啟動的健檢，提早半小時開始，早餐前的抽血早早就在「中正堂」就緒，檢驗科簡如慧主任親自坐鎮，老人家依序完成視力、身高、體重檢查後，由泌尿科李祥生主任、林殿璜醫師，還有耳鼻喉科吳弘斌主任、胸腔內科倪永倫醫師分別提供理學以及口腔檢查等項目健檢。

簡守信院長特地出席，向住民長輩與同仁致意，也探視行動不便的住民。擅長書法的任伯伯，送上感恩對聯，肯定臺中慈濟醫院的關懷。同行的紀邦杰醫師很受歡迎，沿路都有住民跟他打招呼，莊阿嬤看見紀醫師非常開心，牽著他的手，跟簡院長談起這段不可思議的醫病情，原來紀醫師早在一九八三年開始，就已經走進仁愛之家，簡直像住民的「家庭醫師」。

「像回娘家一樣。」紀邦杰醫師說，仁愛之家最早沒醫師，三十幾年來，他固定到仁愛之家關懷住民，也主動邀約加入慈濟的會員，跟很多住民都成為朋友，會員最多時超過三十位，後來逐漸凋零到剩十幾位，仍是每月來看看，關懷他們身心各方面。簡院長肯定紀醫師，從早年非常困頓的歲月一路走來，多年持續關懷仁愛之家鄉親，提供身體與心靈健康的付出，是真正打動人心的醫病情。

蘇淑貞主任則說，健檢活動中「看見流動著的是一份愛，健檢流程遠遠超乎預期，連幾位一輩子不健檢的住民竟然都出現了，可見長輩要的不只是醫療或是社福，唯有感受到特別的關懷與愛，才能打開他們的心。」她表示，「臺中慈濟醫院開始來仁愛之家後，對長輩健康有非常大的改善，醫師與長輩建立的不只是醫病關係，有很多本來不願就醫的長輩，透過神經內科曾啟育主任用長輩易懂的說明、關心，讓他們終於願意解決十多年來的痼疾。」

臺中慈濟醫院與仁愛之家的合作夥伴關係越來越緊密，透過建立巡診、住院合約，還有健康促進與弱勢協助等全面的支持系統，巡診醫師發現有需要，馬上把病人轉回醫院，出院後仍掌握復原與後續醫療狀況；住院需要看護補助，社工也會幫忙，機構與機構之間平臺、轉介流程十分順暢，讓有需要被照顧的住民，得到不漏網的持續關注。

仁愛之家住民平均年齡七十歲，晚年能受到社會福利照顧，有人感覺很幸福，也有一群人以前不被社會接受，如今仍是滿心的孤獨，陳慶元主任看到這些老人家最嚴重的問題是寂寞與等待，社區健康中心未來將持續推出「長者健康促進專案企劃」，將重點放在「心靈健康促進」，期待臺中慈濟醫院的付出發揮示範作用，讓從事照護工作的人更清楚的知道長者的尊嚴，讓他們人生的黃昏期更圓滿。

天助自助　癱男努力新生

撰文／曾秀英

二〇一五年十月十三日，平凡鄉間道路上來去車流一如往日，三十三歲的江先生，用好奇的雙眼盯著「跟以前印象中的潭子很不一樣，路都變了。」這是坐著輪椅在臺中慈濟醫院接駁車上的他，十二年來第一次出家門，呼吸著自由空氣，臉上不由自主的堆滿笑容，短短十幾分鐘車程，感受到未來的人生將有劇變，這次他一定要把握機會……

江先生是家中老么，國中畢業踏入社會打工賺錢，希望能靠勞力幫到家裡，詎料，造化弄人，二十歲那年到屋頂上換屋瓦，不慎跌落，導致脊椎受傷，頸部以下癱瘓，術後復健一年，即返家由雙親自行照顧，自此一癱十餘年。

幾年前，慈濟志工接獲通報，訪視關懷持續陪伴，因為江先生「雙腳萎縮潰爛，移動就會流血，持續好幾年，都未見好轉，家人既要照顧稚齡孫兒還要打零工，根本沒時間帶他就醫，只能到西藥房買碘酒、外傷藥膏幫他換藥。」眼看傷勢愈來愈嚴重，請求臺中慈濟醫院「提供醫療協助，由醫師或護理師前往家中，指導換藥及正確的護理做法。」一起初再單純不過的想法，卻成為翻轉江先生人生的重要契機。

不只清理傷口　還要有不一樣的未來

回到二〇一五年九月十九日的第一次接觸，臺中慈濟醫院簡守信院長親自出馬家訪，才踏進家門口，江先生的床就在客廳，已然萎縮的雙腳，皮膚幾乎沒有一塊完好的地方，整形外科專長的簡院長與熟諳傷口處理的張華茹照護師，見過多少場面，但「傷口之嚴重，在居家護理中確實不多見。」兩人二話不說隨即著手清理。

必須先用消毒棉花清除舊皮，再換消毒紗布直到傷口乾淨為止，被揭起的皮膚不時滲出血水，消毒紗布換了一塊又一塊，旁觀的人都感覺心疼，江先生卻始終面帶微笑看著，說「不會痛」。

簡院長雙手忙著清理傷口，不忘跟江媽媽說明、示範做法「用肥皂弄點泡洗一下，洗完再消毒，清理後皮會再生起來。」接著詢問家庭情況，原來家人老的老、小的小，成天為生活忙碌，已無暇顧及其他，江先生連移動下床都是一大問題，簡院長明白想要幫他重新走出家門，擁有不一樣的未來，需要靠團隊加入更多助力。

擔心媽媽還沒辦法學會所有清理傷口的步驟，古道熱腸的傷口照護師張華茹，主動要求隔日再前往，並透過江先生由智慧手機傳來畫面，瞭解傷口恢復情形。復健科蔡森蔚主任與社工師吳宛育更是多次前往，檢查住家無障礙環境，評估江先生自行移位、外出的可能性，規劃安排住院照護傷口、量身訂做輔具，被列為當務之急，期待透過持續復健，設計並訓練簡易的移位方式，教家人幫助江先生從床上挪到輪椅。

走出家門　擁抱新希望

十月十三日這天，江先生坐著車，住進臺中慈濟醫院。經過長長十二年，重新再看見外面的世界，江先生眼含笑意看著來來去去的車流，「潭子變得很多，跟以前印象中不一樣，外面的風光不錯。」談到未來，雙眸閃起一抹光芒，有著

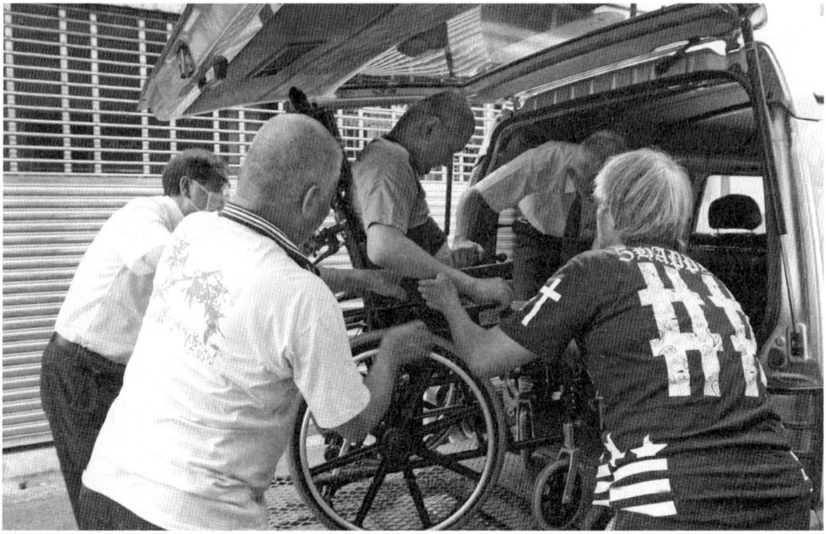

在眾人的協助下，江先生二十多年來第一次出門就醫。

期待卻又害怕著「不敢想太多，目前就是認真做復健，能做多少算多少，先做到移位，只要能自己移位上下床，就可以搭車去醫院，如果有機會要拚死做復健，答謝師兄姊的關心。」

把握住院一周時間，護理師更完整的清理下肢潰爛傷口，蔡森蔚主任請復健科同仁「確認身長、體重以訂製輔具」，也因為「多年臥床導致雙腳太久沒有往下垂放，以致血液循環太差，雙腳往下的時間一長就會黑掉，必須量身訂做適合江先生使用的輪椅。」

社區志工更安排勵志活動，邀請脊髓損傷病友分享走出陰霾的過程，為江先生加油打氣，曾姓病友調侃自己是硬逼出來的口足畫家，但「有慈濟補助加上自己的收入，可以自給自足。」「復健速度很慢，比烏龜還要慢……但持續做，一定有效果。」這些話每句都打動江先生，與其坐著等，不如自己要有走出來的意願。江先生知道「機會來了要把握，不然就是等死。」密集的復健，喚醒江先生沉睡多年的肌肉，再怎麼痛，他都咬牙做，絕不叫苦。

吳宛育社工師居中奔走，為江先生翻轉人生的願望而努力，包括申請電動輪椅補助，讓他未來能靠自己行動。申請居家服務員幫忙江先生下床、出門，果然二〇一五年十二月底，每周三次協助江先生回診復健，後來加上中醫針灸，一年來效果顯著。接下來最難的就是移位。

天助自助　移位機到位

「移位」對脊髓損傷病人來說，真的難如登天，因為他們無法施力，完全得靠人力從床位移到輪椅上，其實並不容易，「移位機」可以發揮省力效果，但價格視等級差別，從兩萬多元起跳到四萬多元不等，江先生自力負擔一部兩萬多元的手動移位機，對他來說也是不小的數目，臺中慈濟醫院同仁與志工們知道他臥床多年，一直利用科技網路，在網路銷售芭樂乾，賺取微薄零用錢，群起響應認購，很快就達到金額，讓他十分感動。

二〇一六年十一月二日，蔡森蔚主任、吳宛育社工師跟廠商一起送機器到江家，指導家人與居服員使用做法，移位機到位，完成長久以來的心願，「未來坐車繼續到醫院復健，簡單多了。」江先生在一貫雲淡風輕的微笑中，臉上帶著滿足喜悅，這次他以自己的力量做到了，距離擁抱自由的腳步也越來越近了。

手術雙腳 走出新人生

撰文／曾秀英

不良於行拖了三十餘年，戴女士守著母親，多年蟄居在幾乎不被看見的小角落，直到遇見慈濟人慈善、醫療聯手，經過治療與持續關懷，體會有情社會，翻轉心情擁抱新生命。

戴女士是長女，七歲時爸爸因車禍往生，時年僅三十一歲的媽媽，扛起賺錢撫養老父與四名幼女的重擔，她當時還是個懵懵懂懂、極需疼愛的小學一年級新生，卻被迫告別童年，以超光速倏忽成長，擔任小媽媽的角色帶大三個妹妹。

她的不良於行起源於國中一次上學途中發生車禍意外，從右腳底到大腿術後全裹上石膏，隔年拆去石膏，卻沒辦法踏地；換一家醫院再次開刀，雖然慢慢能踏上地板，也可以走，但「稍微會拐拐的」，當時她不以為意，心想「能走就好」，結果卻是「走愈久、愈變形」，等右腳掌明顯外翻，囿於家境不允許，也就擱置不管了。

正所謂「禍不單行」，出社會後，一回騎車上班跌倒，這次換左腳膝蓋開刀，左腳腳底板幾年後也慢慢變形，雙腳腳掌外翻幅度越來越大，腳底板相對更加靠近，對日常生活的影響也越來越明顯。

因為沒辦法穿鞋，膝蓋跟腳踝都會疼痛，到最後連「從客廳走到廚房，不到十公尺的距離，腳就會痠痛抽痛，常得走走停停，無力久站。」後來，媽媽也遇上車禍，須仰賴助行器行走，母女倆幾乎很少走動，「除了非不得已陪媽媽回診，不然最遠就是走到門前的榕樹下，曬曬太陽、乘乘涼……」

無力修屋牽因緣

二〇一二年，因為戴家年久失修的房子，輾轉與慈濟人牽起因緣。「近三十年屋齡加上近出海口，濕氣嚴重，造成牆壁水泥塊崩落，鋼筋裸露，房屋整體本來就有安全顧慮，卻囿於經濟一直無力維修，直到屋頂破了個大洞，整個二樓的天花板掉下來，直接影響居住，再不管真的不行了，戴女士請來從事土木業的熟識長輩評估，光是材料費起碼八十萬元，一家人坐困愁城，慈濟社區志工獲悉訊息，主動上門訪視，房子修繕完畢後，仍每月探視關懷，持續陪伴。

師兄姊分享《慈濟月刊》以及上人的智慧法語，讓她們瞭解環保的重要，母女倆因此改掉燒金紙的習慣，二〇一三年一月三十日冬令圍爐，歡喜捐出竹筒成為手心向下的會員。最讓人感動的是，社區曾經評估將戴家列為提供固定補助的感恩戶，但戴女士認為靠殘障津貼與老農年金，偶爾幫人帶孩子，母女倆省著點用，過日子尚無問題而加以婉拒。

戴女士外翻的雙腳，嚴重影響行動，志工關心問她「要不要考慮開刀，把腳弄好？」想不到，當下她的反應竟是斬釘截鐵的拒絕「不要，絕對不要。」坦言開刀開怕了，擔心手術再次失敗，怕連站都站不起來時，沒有人照顧媽媽，更不願意接受「慈濟負擔手術費用」，欠下一生都還不了的人情債。

「人窮志不窮」這句話，正是她的寫照。儘管環境不好，仍努力著自立自強，想要爭一口氣，就是不想讓人看不起，尤其走過艱苦的歲月，從堅強的媽媽身上更學到「從不輕易放棄，不求人的骨氣。」她哽咽提起心中不堪回首的經歷：「從小沒有爸爸，一直忍受外界異樣的眼光，他們說『沒有父親的孩子，以後一定是壞小孩。』還曾有好奇的小孩向大人問起戴女士變形的腳掌，答案竟然是『前輩子做壞事，才會變這樣。』當下再生氣，也只能默默承受。」

多方勸說終點頭

但慈濟人並未放棄希望，持續訪視關懷問候多年，安排戴女士在歲末祝福活動時面見上人，「照顧好自己，才會有更好的力量照顧媽媽」、「現在醫術很發達，要放心的相信醫師。」慈愛的幾句話打動了她，當下淚流滿面答應上人，開刀矯正雙腳。

簡守信院長親自替她看診，並做影像檢查，甚至帶著X光片登門往診，說明關節磨損，建議考慮開

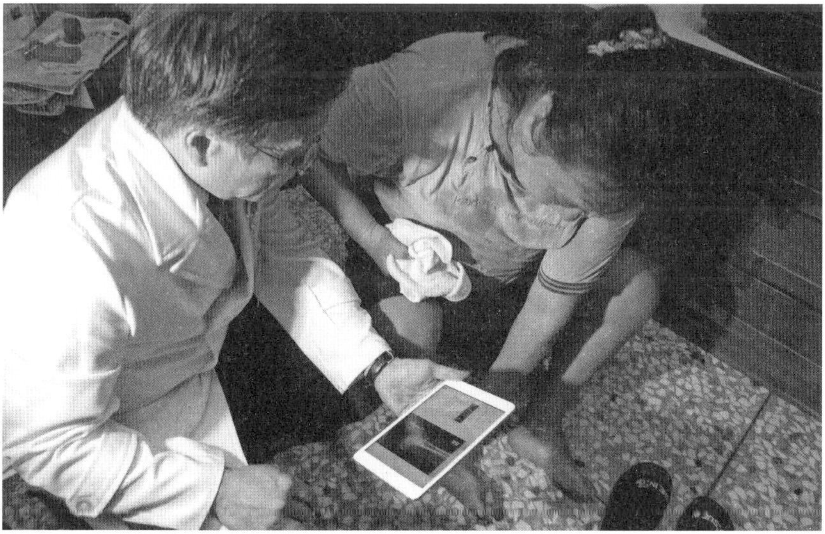

簡守信院長專程至戴女士家中，用平板電腦為他解說腳骨狀況。

刀矯正，加上好友異口同聲要她一定要好好把握機會，原本還有千般擔憂化為理不清的思緒，終於因著上人的慈悲、簡院長耐心勸導，下定決心翻轉人生。

二〇一五年十一月，骨科陳世豪主任在門診中首次看到戴女士，馬上訂定治療計畫，十二月十六日先開左腳，四十五天後開右腳。首次手術結束不久，二〇一六年一月二十二日，在清水靜思堂舉辦的歲末祝福後，上人勉勵她「要勇敢，加油！」戴女士帶著這份祝福迎向第二次手術，並於術後入住臺中慈濟護理之家，跟早已被安排入住的媽媽會合，就近復健。

復健過程備極辛苦，一周三次復健伴隨而來的骨頭拉扯，就像針刺的劇烈疼痛，上了石膏的腿「骨頭好像種子長芽，痛到睡不好，簡直度日如年。」戴女士說，這時心中就浮現上人的話：「遇到困難要自己去突破，解決它。」強忍顫抖、慢慢練習，終於逐漸抓到正常走路訣竅。

因愛翻轉人生

整個治療過程下來，戴女士感受慈濟人無所求的愛。她說，簡院長像慈父般替她加油、給她信心，將醫療的部分交給骨科陳世豪主任，他一如嚴父以專業醫術訂定方針，右腳開完刀後，一再叮嚀好好認真的保護這兩隻腳，好好走路，不能有惰性，不要讓上人失望。「這是一件很幸福的事！雖然沒有血緣關係，七歲喪父的她，終於能體會來自慈父、嚴父兩種不同角色的關愛與關照。」

五月四日的浴佛大典前，戴女士結束近三個月的復健，返家前，母女倆特地當面感謝簡院長，她不顧右腳還打著石膏，興奮地走著向簡院長展現復健成果，千萬種滋味湧上心頭，語帶哽咽地告訴簡院長：「一定認真復健，不讓大家失望。」

戴女士在家努力復健靠著牆面，練習走路，很努力讓自己好起來，復原情形很不錯，展現堅強的一面，自理一般生活，凡是晾衣服、倒垃圾和炒菜都自己動手，能騎機車到沙鹿買菜，還可以照顧媽媽幫忙換尿布，不讓上人和師兄姊擔心，簡院長親自前往戴家探視，看見她「已經走出困境，走出自己一片天」，也替她高興。

「之前雙腳變形的過程十分辛苦，忍不住問自己，為什麼那麼倒楣？內心的鬱悶、不開心，導致怨天尤人，懷疑自己，值不值得被幫、值不值得擁有新的、不同的人生？」戴女士說，以前的自己，被錯誤的想法限制，陷入痛苦的深淵，感恩上人開導、簡院長的關愛與陳主任的費心，經過美好的親身體驗，後半輩子的人生跟雙腳一樣被翻轉過來，終於「相信世界真的有好人，好事真的會發生在我的身上，實現把媽媽後半輩子照顧好的心願，以後有能力也要像人家幫助我一樣幫助別人。」

守護慢飛天使　十年如一

撰文／曾秀英

身心障礙者就醫並不容易，需要更多耐心、愛心，老師與家長最清楚！臺中慈濟醫院十年走來始終如一，每年與人醫會、慈青團隊攜手守護「信望愛智能發展中心」慢飛天使，十年合作，彼此有說不盡的感恩，相互成就人世最美的風景。

「信望愛智能發展中心」成立於一九九三年，服務對象以心智障礙者為主，學員年齡從三歲到六十歲，臺中市各據點共計近二百人。往年的健檢經驗像是「噩夢一場」，老師帶著一個一個小班或是家長帶著孩子到醫院，在各科門診大排長龍等待，完成所有檢查要花好幾天時間。

二〇〇七年與臺中慈濟醫院結緣後，醫院與人醫會、慈青建立合作鐵三角陣容，集中假日一次完成，包括：眼科、家醫科、小兒科，還有放射科、檢驗科等檢查項目。

突破白袍恐懼症心防

回首來時路，最初合作的幾年，有「白袍恐懼症」的學員令眾人最傷腦筋，「有人只要聽到『醫生』兩個字，就全身發抖，怕到不行，更別說到醫院就診，站在大門口前根本邁不開腳步，一旦生病，只能靠家長轉述病情拿藥，到了真的沒辦法的地步，一定得去醫院，就必須出動眾多人手把他抬進醫院。」信望愛社工組長趙淑珍說。

「抽血」是健檢的必要項目，對這些學員來說，是「更加可怕數百倍」！比較嚴重的學員嚇得躺在地上大哭，怎樣勸說都不願意起來，安撫幾十分鐘也沒用，信望愛老師、家長，加上慈濟志工與慈青十幾人，手腳並用團團圍住，終於完成抽血項目時，滿身汗水的眾人，忍不住響起熱烈歡呼聲。

有醫師為降低他們的害怕，配合脫下白袍；看見年僅四歲的陳小弟，怕得不願把臉靠近眼科儀器，陳爸爸想到鄰居公雞一早的啼叫，總是吸引孩子的注意力，於是，發出「咕咕咕……」的聲音逗他，人醫會支援眼科的醫師也馬上有樣學樣的邊「咕咕咕」叫著，邊做檢查，陳小弟嘴裡跟著念「咕咕咕」，果真乖乖配合，不同高低起伏的啼叫聲傳出診間，成為健檢奇景。

暖流匯聚生勇氣

家有腦部中重度損傷兒，廖媽媽陪伴女兒健檢多年，加入信望愛中心，「才知道有很多跟我一樣要照顧特殊孩子的家長。」在臺中慈濟醫院做健檢，則體會到人間有愛，「人人給我們溫暖的眼神，感覺備受尊重，流程動線也規劃得很順暢，半天就能檢查完所有項目。」她開始反省「有這麼多人愛我的孩子，身為母親的我怎能不接受呢？」因此多了面對的勇氣。

二十多歲的張姓學員，罹患「後腦恆溫神經發育不完全症候群」，造成重度智障與自閉症等後遺症。「因為孩子會抗拒陌生人碰觸，只要有家人在就黏著不放，簡單的健檢花了一整天，還不見得能做完，讓他們想到要健檢就怕。這幾年，因為有臺中慈濟醫院與慈濟志工協助，孩子年年都能完成健康檢查，瞭解身體狀況，家長不必跟到醫院也很放心，真的『足感心』。」張爸爸說。

付出的人得到更多

事實上，參與健檢服務的臺中慈濟醫院醫護成員，結束半日志願服務，也多有感觸，心存感恩心。檢驗師徐仲毅遇到兩歲多小男孩，身體十分瘦弱，因為手部血管太細小，不容易抽血，只好請志工把孩子抱高些，抬起他的腳要抽血的當下，驚見孩子的雙腳是義肢，他忍不住一陣鼻酸……趕緊重新再仔細找到小男孩的手部血管，不想讓他受苦。

醫事室同仁陳玟諭肯定，孩子們能夠很有秩序的排隊等待檢查，一定是在很多愛與耐心陪伴的環境下成長，才能展現如此成果。徐湘姿護理師帶回滿滿的感動，願意把感動化為行動，撥出空檔到信望愛智能發展中心當志工。

血液透析室護理長涂雅薰有感而發的說，「受益最大是自己的孩子」。過去總覺得自己的孩子很調皮，經過義診接觸信望愛的孩子後，發現自己很幸福，因為孩子健健康康，更打從心底佩服信望愛學員的父母與老師。

大學一年級的江同學俐落的推輪椅、收踏板，陪伴院生逐關檢查，他說高中就已經參加許多服務社團，養老院、育幼院都經歷過，服務身心障礙學員也已經很習慣。似乎血液就流動著當志工的基因，他認為就是學習付出，沒有什麼特別需要說的，瀟灑微笑搖著頭，又往下一站去了。正是這樣把付出無所求當作習以為常的態度，讓信望愛陳燕馨老師特別感謝這群大孩子，「不但不排斥我們的孩子，也沒有恐懼感，更是主動接觸，真的不簡單！」

三千多個日子匆匆過去，驀然回首，看見學員們顯著的進步。信望愛李嘉軒社工師說，每次健檢都得發動壯漢壓制抽血的唐氏症男學員，這幾年已經學會慢慢伸出手來，讓護理師順利抽到血液。從健檢開

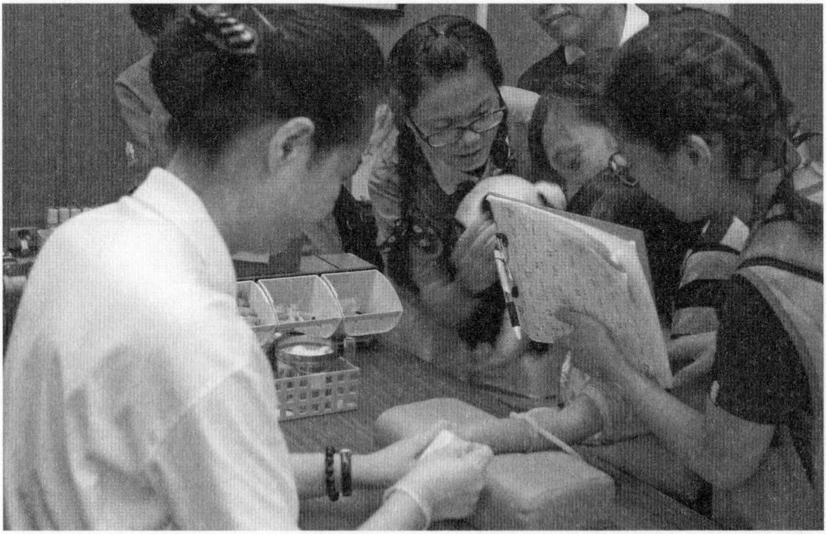

醫檢師抽血檢驗時，需要多位工作人員幫忙固定小朋友、轉移小朋友注意力才能順利完成。

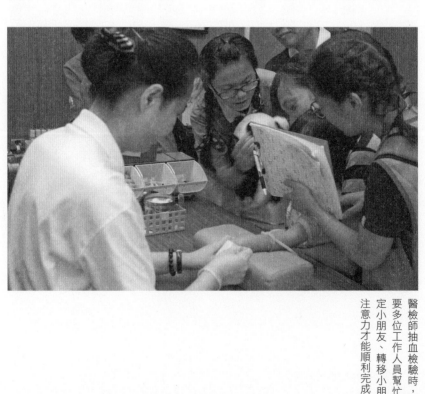

始一路哭到結束的智能障礙女學員，自從中心技巧性的把抽血安排在第一個項目，已經能在穩定中完成其他的項目檢查。

信望愛智能發展中心本身就是個充滿愛與關懷的機構，臺中慈濟醫院、慈濟人醫會與慈青三個單位人力總動員，相當於二到三人陪伴一位學員，健檢項目集中在一天完成，以分站闖關方式進行，透過團康、人文遊戲的歌聲、歡樂聲，突破「白袍恐懼症」心防，幫助他們鼓起勇氣面對挑戰。如果把學員比喻成樹苗，差不多就是被捧在手心備受呵護，在空氣、陽光與水的滋養下，歷經十年歲月，長成的一棵大樹，看著他們的進步與成長，就是所有人最大的回報。

惟愛是從　宗教無衝突

個性活潑開朗的郭鴻毅，中度智能障礙，二〇一六年的健檢活動中，他擔任學員代表致詞，在老師陪伴下，將心聲一字一句寫下，他說，「每次到慈濟健檢，抽血時，護士會叫我手輕輕放下，輕聲細語，而且動作很溫柔，讓我只有一點點痛，看診時如果我聽不懂，醫生也會很有耐性的慢慢說，我現在一點也不怕看醫生，健檢時我喜歡慈青弟弟妹妹們，我覺得慈青弟弟妹妹陪我比爸爸媽媽還要好，因為他們都會陪我聊天，心情不好可以跟他們談心事……誠心感謝幫助信望愛所有的慈濟好朋友……我們會努力好好照顧自己，不讓自己生病。」

信望愛林寶珍執行長珍惜十年得來不易的相伴，「謝謝慈濟人醫會每年奉獻幫助健檢經費支出，更可貴的是，其他醫院在各個教養院、機構都是巡迴醫療檢查，不像臺中慈濟醫院年年慎重的為信望愛安排一天，讓我們有很完整的健檢，效果就是不一樣。」

「不只是學員，信望愛智能發展中心老師、社工與所有服務人員，也能以優待的方式，得到健康把關，臺中慈濟醫院是信愛望堅強的健康後盾。」林執行長說，「復健師、營養師、心理師也都是信望愛的好朋友，經常陪伴，隨時幫助我們的孩子。他們需要提供物理與職能治療時，復健科主任與復健師會去評估，進行個別計畫的擬定。健檢後有些孩子過輕、過胖，或有高血壓、糖尿病，必須吃藥，提供個別飲食服務，營養師就會為孩子做個別指導，並指導中心的膳食。情緒輔導方面，信望愛中心雖然也有專業，但仍需要專家學者輔導，臺中慈濟醫院的心理師是很重要的顧問。」

「信望愛」是很基督教的名字，但「信望愛智能發展中心不是基督教機構」，身兼創辦人的林執行長說，命名來自她是基督徒，但這跟佛教慈濟醫院會有衝突嗎？「我覺得不會，」因為「《聖經》上說：『萬事都互相效力，叫愛神的人得益處。』臺中慈濟醫院就是我們很大很大的助力，助力來自慈濟有無比的愛，宗教就不是問題，而是互相幫助，發光發熱。」

慈青懿德媽媽黃鳳美師姊，多年參與健檢活動，持續陪伴慈青同學在學習付出中得到生命的教育與啟發，一路看著信望愛的孩子成長，她感恩「信望愛讓慈青孩子有機會參與，讓愛充滿人間，讓人間有善的循環，也期待慈青孩子從義診中認識生命，培養尊重與關懷的心。」

醫病有情

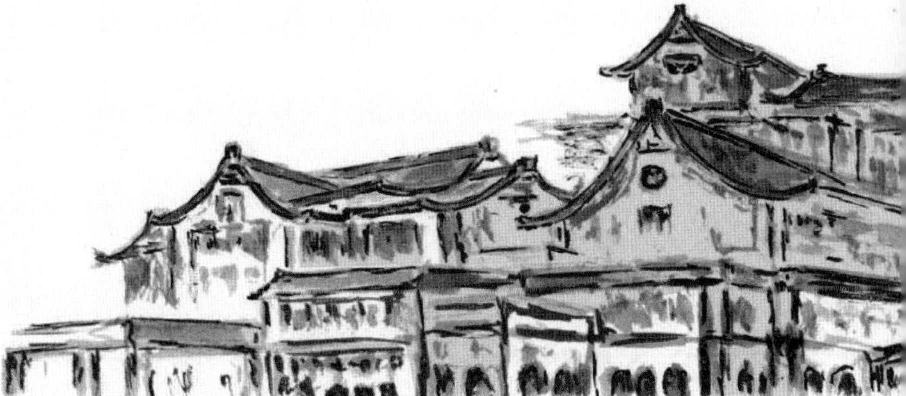

懸命一線
救心肺夾縫求生

撰文／曾秀英

心臟是全身最重要的器官，因為心跳停了，人就死了。很多人心臟出問題，或心律不整、或血壓太高，透過藥物調整還能延長生命，好好保養身體，也能活個許多年。一旦內科治療無效，跟性命攸關的事，就得靠心臟外科動開心手術修復。精密的心臟瓣膜與主動脈支架手術，全都得透過顯微鏡執行，手術過程，心臟靠儀器搏動，醫師邊動刀邊跟死神拔河，術後照護更是關鍵。臺中慈濟醫院心臟外科主任余榮敏幾乎都守在加護病房，連春節都不例外，只因為「在危急中成功搶救生命，是當醫生最欣慰的事。」

突發罕見重症　扭轉見奇蹟

六十四歲有高血壓病史的翁姓男子，騎機車恍神擦撞路旁車子倒地，人被送到急診時，已經沒有心跳、血壓、呼吸。急診醫師邊急救，邊做超音波檢查，驚覺是罕見的「主動脈剝離合併心包膜填塞」，沒有緊急處理就會死亡！醫師分秒必爭，幸運的是一下針就插對位置，抽出這層血，配合心肺復甦術，幫助病人心臟重新跳動，短短十分鐘內正確判斷病灶，穩定血壓、心跳後，由心臟外科余榮敏醫師接手施行心臟手術。

手術室外，是緊張萬分的翁太太。回憶當時焦急等候的心情，她說：「當時我什麼也不敢想，醫師也說不一定有把握，但也只能放手一搏，賭下去啊！不然連機會都沒了……」全力以赴的余榮敏主任，手術一做就是十幾個小時，成功修補病人心臟，解決主動脈剝離問題。經過一個月加護病房悉心照料，度過危險期，轉往普通病房，總計住院近兩個月，順利康復。

「心臟外圍有心包膜，就像穿了一層外套一樣，『心包膜填塞』來自主動脈剝離回滲，剝離到深主動脈，血液因主動脈破裂進入到心包膜腔，使心包膜這層外套積了很多血，限制心臟跳動，造成心跳、血壓停止，需緊急處置。」余主任說。而文獻記載，出現主動脈剝離時，每過一個小時，死亡率會增加百分之一，四十八小時內未處置，死亡率是一半；一旦過程中產生血壓不穩定，甚至發生心跳停止，需要急救的情形，死亡率就會接近百分之百。

正因為「主動脈剝離合併心包膜填塞十分危急，到院前心臟停止

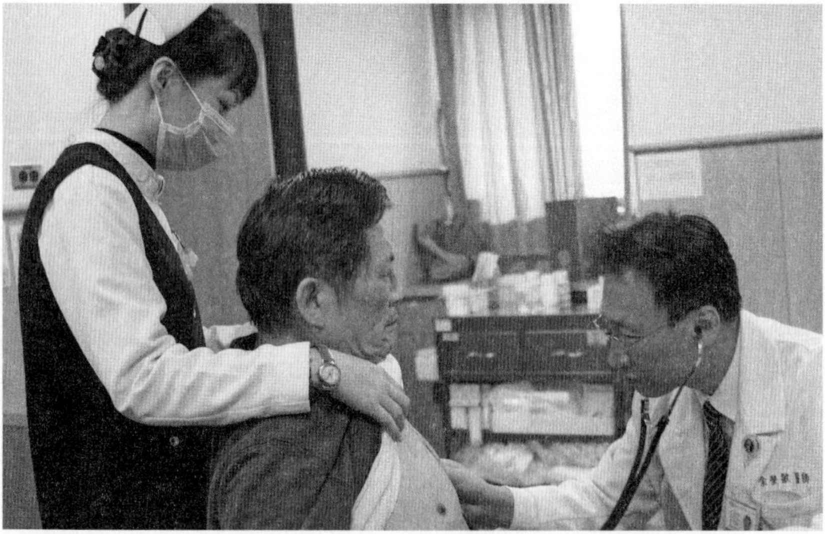

翁先生術後回診，接受余榮敏主任檢查。

的病人，能救回來真是奇蹟！」翁先生同時出現主動脈剝離與心包膜填塞兩種危急情況，加上心跳停止、血壓不穩，能夠救回來，還沒有明顯後遺症，讓心臟醫療團隊既欣慰又開心。

翁先生入院期間昏迷月餘，歷經急救、手術、住加護病房的日子，他全都沒有印象，直到轉普通病房，意識才逐步緩慢清醒。回想事發當時，他說：「當時，我上完大夜班準備回家，騎摩托車在旱溪轉了個彎，好像撞到停在旁邊的車子，突然，我就倒地了……」

小車禍引發嚴重的「主動脈剝離合併心包膜填塞」，差點要了翁先生的命！離奇的病發過程，究竟是怎麼回事呢？余榮敏主任推測翁先生的病因，是來自十幾年高血壓、糖尿病史，卻沒有控制好，加上騎機車跌倒，造成突然外力撞擊，因此出現主動脈剝離合併心包膜填塞，還有多重性外傷。

而恢復意識後彷如大夢初醒的翁先生，親身見證奇蹟，體會生命的重要，回診時頻頻向醫師道謝，不斷流下感恩的眼淚。重拾健康的他，戒掉抽了三十多年的菸，成為配合醫師指示按時吃降血壓藥的好病人，自此好好愛護身體，做為給醫師最好的回報。

洞燭機先　拆除猝死未爆彈

特別的「心」故事，還發生在有先天心臟瓣膜缺陷的潘女士身上。回想這場攸關性命的大病，「事前並沒有很明顯的徵兆，只不過是有段時間上樓供佛，感覺會有點喘，一直以為是冬天血液循環變差，當時家庭醫師還曾提醒：聽到心臟有雜音，但因為才剛做過心臟檢查，數據都很正常，所以一直未在意。」潘女士說。

發病前幾天的夜裡，忽冷忽熱的發起高燒，六十一歲的潘女士先看了內科，被診斷為感冒，但接連幾天反反覆覆的發燒，卻困擾著她。四處求診未能改善後，到臺中慈濟醫院進一步檢查，驗血結果出爐——感染指數很高，進一步確認，心臟有三個地方遭細菌感染，面積最大達一點六公分，心臟外科余榮敏主任建議，開刀換心臟人工瓣膜及修補主動脈，如果再不快點動手術，一旦細菌感染範圍擴大，會有猝死的危機。

動這個手術前，還有一個很關鍵的地方，余榮敏主任特別囑咐潘女士「做什麼事都要格外小心，連上廁所都不能太用力，以避免細菌剝落，掉到心臟血管，影響動脈，造成難以挽回的後遺症。」

藉由斷層掃描、心臟超音波檢查確定位置後，余主任展開長達十幾個小時的「微創手術」，術中赫然發現「正常人心臟的三個瓣膜，潘女士兩個瓣膜被細菌感染，並侵蝕到心臟主動脈開口處，只剩下一層薄膜，居然先天性又缺了一個瓣膜，相當於所有瓣膜全都損壞。實在是太危險了！」基於病人安全起見，余主任先修復被侵蝕的主動脈，再換心臟人工瓣膜，手術時間比預定時間多出三個多小時才完成。

心臟內科蔡川忠醫師協助裝上心律節律器，還打了六周抗生素，完全殺死細菌以免復發，前後住院四十六天，醫療團隊把潘女士從鬼門關前搶救回來。大病一場後的潘女士，身為慈濟骨捐關懷小組的一員，感觸特別深，「以前再怎樣也沒有辦法體會他們的心境，自已大病一場才能感受到確實是『病苦最苦』，能做就要快做，因此身體恢復健康就早早歸隊，以有用的身體做更多事。」

從心跳停止到重拾健康

除了心臟，五十六歲糖尿病人游女士，也因「肺栓塞」急性發作，跟心臟外科結緣。發病當天，胸、肺與背部突然緊縮喘不過氣來，全身抽搐並不省人事，被救護車送到臺中慈濟醫院急診時，醫師根本還來不及做任何檢查，游女士已經從原本的呼吸很喘，忽然進展到呼吸困難、心跳停止並喪失意識。

急診醫師立即展開體外心臟按摩急救，輪流上陣持續半小時仍未能維持住心跳、血壓，同一時間，心臟外科余榮敏主任也馬上接獲會診通知，快速的替游女士接上葉克膜，兩科醫師知道必須跟時間賽跑，持續不放棄的體外心臟按摩，加上電腦斷層攝影檢查，狀況進步到血壓、心跳穩定，並能依指令反應動作，有正常意識時，距離病人進急診室已近一個小時。這時檢查影像顯示，游女士有大範圍的急性肺栓塞，引發急性呼吸衰竭，肺功能只剩不到六分之一。

「肺栓塞」是怎麼造成的呢？余主任說，所謂「肺栓塞」指的是「肺動脈遭血塊阻塞，造成心臟血液打不到肺部，沒辦法做氣體交換。這類病人如為慢性、不嚴重的情形，通常有足夠的時間可以檢查、治療，但像游女士屬於急性肺栓塞的病人，由於心臟的血打不出去，肺部沒有血液供應，無法產生正常的氣體交換，心臟出口的地方又被血塊塞住，以致於造成急性心肺衰竭與休克，十個有九個都留不住，是非常棘手的狀況。」

游女士的心跳、血壓都休克，致死率接近百分之百，病情十分凶險，「即使能救回來，因併發症導致中風、洗腎、截肢、氣切，或因缺氧成了植物人的機率極高，能復原可以說是從瀕死邊緣拉回來。最讓人意想不到的是，調養一個半月，游女士重拾健康，很幸運的，既沒有傷口感染，也沒有中風、洗腎等後遺症，醫護團隊都替她高興。」余榮敏主任說。

能有這樣想都不敢想的好結局，當事人除了感恩還是感恩。走過瀕死邊緣的游女士說，恍惚中「似乎感覺有救護人員一直拍臉、叫她不能睡。」余榮敏主任則歸功急診室醫師以心肺復甦術輪流急救超過一小時，適當的急救，「不到最後一刻絕不放棄」的堅持，達到維持病人基本腦部血液循環、身體重要器官循環的功能，所以即時裝上體外循環維生系統「葉克膜」，輔助心肺運作，在加護病房持續治療與後續處理五天後，肺與心臟逐漸恢復正常，才能順利甦醒過來。

守護生命　一路走來不後悔

心臟外科醫師接觸的病人多為重症，整個治療照護過程，從術前、術中到術後，都需要專業的處理，以維持生命徵象，養成至少要五年以上，工作時間、投注精力與醫病關係，在外科中都算得上較吃重與複雜的科別。

因為「偏愛動手作的事，喜歡可以親眼看見實體、面對實際的疾病的感覺。」余榮敏主任當年選擇走外科這條路；又因為心臟的生理、血循動力學，有一定的數理規則可循，而為之著迷。一旦面對高難度的挑戰，成功時有難以言喻的欣慰，更能萌生搶救生命的成就感；偶爾面對功虧一簣，也會有無以言說的惆悵。從事心臟外科工作二十二年，常睡在加護病房守護病人，甚至春節都不例外，但余榮敏主任從來不後悔當初的選擇。

五全關懷 陪她走過疾病

撰文／曾秀英

「並不是得到不治之症就是被全世界遺棄，做人別太逞強，有需要的時候，大家都在你附近，也都樂意伸出援手拉你一把……」臺中慈濟醫院血液腫瘤科姚朝元醫師與「再生性不良貧血」罕病病人魏女士攜手抗病近十年，團隊一起用慈濟人滿滿的愛，陪伴她揮別陰霾，走過情緒低谷，以感恩心回饋社會也學習跟疾病和平共處。

「再生不良性貧血」為罕見疾病，發生率大約每百萬人有二至五個，由於骨髓造血細胞減少，功能衰竭，紅血球、白血球與血小板製造狀況都不理想，以致病人會出現貧血、呼吸急喘等症狀，還有皮下淤青、出血表現，乃至於抵抗力差，感染機率更高，如果沒能妥善照顧，例如：細菌合併的感染敗血症，甚至突發的創傷、跌倒，由於血小板製造功能不全，光是內出血就可能引發併發症而死亡。晚期疾病會發生什麼況狀很難講，隨時有死亡的風險存在。

病因可能來自遺傳性、原發性及續發性等三種不同原因，發生在小兒身上，常為先天基因異常，成人多為後天環境毒素或病毒感染破壞造血幹細胞，也有些並沒有特別原因，就要朝免疫方面調查。治療上，發病早期使用免疫製劑等藥物處理介入，一旦療效不彰，建議做幹細胞移植，原則上發病後愈早移植，年齡愈輕效果就愈好。

全方位心靈支持　走過十年

才二十出頭，魏女士妊娠過程中發現造血功能異常，經檢查確診罹患「再生不良性貧血」，二〇〇七年臺中慈濟醫院啟業，她就來尋求協助，連同之前做過各方面的檢查，仍找不出確切的病因，但錯過換骨髓治本的黃金時期，血液腫瘤科姚朝元醫師明白病人面對無法治癒疾病的沉重，除了藥物控制，也持續提供心靈支持，為期將近十年的醫病情，為彼此烙下深深印記。

血液遍流全身，身體奇妙的運作著，健康的人很少意識到血液的重要，像血小板在身體出血時有止血功能，當數量減少或機能降低時，身體會容易出血，且不易止血，血小板正常值為十五萬～三十五萬／㎕，血小板在十萬／㎕以下時，就會容易出血。魏女士最初到臺中慈濟醫院就診時，血小板只剩下一萬，如此低下的數值，常常是走到哪救到哪，到處暈倒到處急救……根本沒辦法像正常人一樣工作。

即使明知生命如風中殘燭，隨時可能有危險，但帶著兩名幼女獨立過日，卻也沒辦法只顧健康，不顧生活，只要能撐著，就不一定會固定回診，「姚醫師很可愛，他三不五時就會打電話：『師姊，我們現在缺業績，妳要不要回來看看我們？』」魏女士明白，這些話背後，當然不是真為了業績「揪客人」，而是用詼諧的口吻婉轉的追蹤病情，希望她能固定回醫院驗血液指數，瞭解造血功能狀況，最後也替她申請到造血功能障礙的重大傷病卡。

這些年來的追蹤，魏女士斷斷續續都有狀況，腸胃道發炎、發燒等都直接來院急診治療，狀況最不好的時候，曾經一周輸三次血小板，每次輸血在病床上一躺就是半天、一天。由於反覆住院輸血，多個病房的護理同仁都熟知魏女士的病況，也跟她相處得十分融洽。

大家擔心的是家庭支持系統不佳，跟前夫的互動常影響魏女士的心情，情緒明顯低落，還曾經想不開付諸行動，在急診見到她的當下，疼惜病人的姚朝元醫師勸她：「好好養病，錢什麼的都不用煩惱，千萬不要放棄自己，沒有什麼過不去的事。」病房年輕的護理同仁廖如茵、戴依如，年齡跟魏女士的女兒差不多，下班後特地到病榻前陪伴、傾聽心聲，貼心舉止讓魏女士十分感動，社工、志工也不斷前往關心。

當時念國中的小女兒涵涵，懵懵懂懂的年齡，並不清楚媽媽生什麼病，為什麼總要反覆入院輸血，有時還住進隔離病房。只是從小相依為命，母女三人習慣天天擠在一起睡，只要媽媽住院，就跟著姊姊嘉嘉陪病，母女擠在一張病床，姊妹倆分別幫媽媽按摩頭、腳，讓她能安然放鬆的進入夢鄉。

飽受病苦的媽媽病情反覆，不免在姊妹的成長歷程帶來沉重壓力，妹妹涵涵哽咽道出內心的掙扎矛盾：「有時覺得死掉也是一種解脫，不用這樣折磨，可是又放不下、捨不得。看她辛苦，知道她心情不好卻又替不了，只能順其自然，有時輸血到很煩，也不想再輸血啦，我們就只有三個人，互相都捨不得。」

陪著魏女士一路走來的醫護人員，看著感情深厚的母女檔，堅強面對罕病，大家都有「不治之症無法治癒，醫療上想幫卻又不能醫」的無奈，儘管如此，也寧願相信可能有出乎預期的奇蹟發生，期待能陪著魏女士更久一點。看到她不舒服，都會特別照顧，幫一家人在風風雨雨中學習調適心情，培養出面對挫折的壓力以及再重新出發的力量。

中西醫合治　輾轉現生機

姚朝元醫師主動會診中醫，邱慧玲醫師以藥物調養治療，延緩病情惡化，身體狀況愈趨穩定，魏女士視兩位醫師為救命恩人。三年前，突然站不起來，是魏女士近年來最大的打擊，起初讓她十分的消沉。當時姚朝元醫師也很擔心她有可能終生無法行走，幫她申請電動輪椅代步，但她無法面對必須坐輪椅這件事，第一次騎電動輪椅到醫院，全副武裝的戴著帽子、眼鏡，全身包得緊緊的深怕被人認出來，社工人員發現她含著眼淚，團隊動員不停噓寒問暖，讓她感動不已。

狀況稍微好一點，魏女士就把這份感恩化為行動，用獨家配方熬製三天三夜，完成的八百八十八顆ＱＱ蛋，分送病房、醫師、急診、檢驗室、住院中心等多個單位同仁，連有需要的病友都有口福。看見她開朗的笑容，護理同仁一個個送上大大擁抱，許下祝福心願，暖心又自然的動作又讓魏女士眼紅鼻酸稱謝不已，承諾要重新做回自己，終於再次成立工作坊，將所學傳授給需要的人。

這些年來，在中西醫合併治療下，魏女士維持不錯的生活品質，她說，在臺中慈濟醫院受到的照顧真的太多太多，各種例子不勝枚舉，像是：一周固定回診一次，驗血後依血液不足的部分備血，囿於輸血

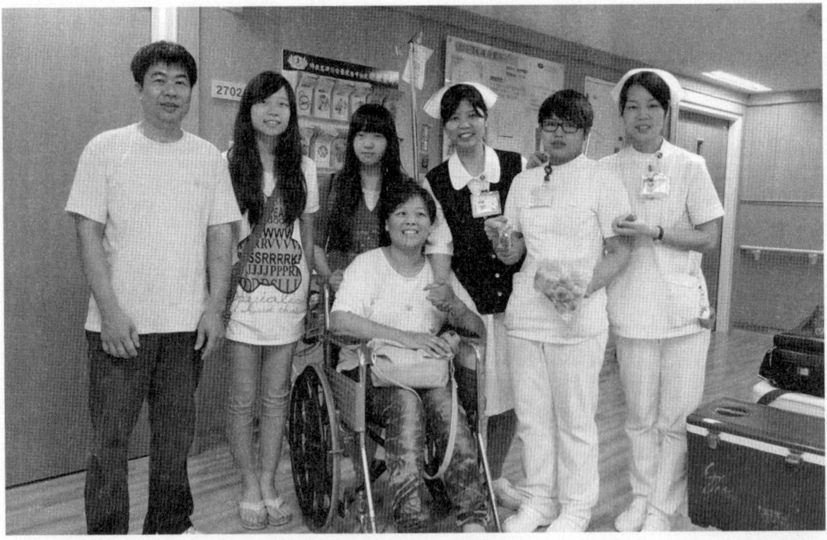

魏女士與病房同仁合影並致贈ＱＱ蛋。（攝影／曾秀英）

太久，已有多發性抗體，沒辦法接受不同血型與含白血球的血，魏女士輸的血一定要同一血型「洗過的紅血球與減白的血小板」，因為稀有所以珍貴也必須等待，通常得等好幾天才能拿到血小板，而臺中慈濟醫院仍持續努力提供。

謝謝醫護愛　盼回饋社會

長期輸血，可能引起發疹子過敏或其他反應，化療室同仁隨時待命，觀察她睡眠的狀態，如果睡得太沉就是休克，要急救了；也有同仁怕她輸血輸到肚子餓了，主動替她準備餐點。另外，每次忍到不能忍，被送進急診室，當值的志工師兄、師姊，都會幫她倒尿、倒屎，甚至買水、買飯都不要錢，慈濟人待她可說是呵護備至。

還有社區志工師兄、師姊無所求的付出，不停送糧食、生活費、急難救助金到家裡，甚至聽到孩子沒有錢註冊，大過年的，趕在註冊截止最後一天，送來三萬多元，讓孩子能繼續學業，這些歲月積累的點點滴滴，是滿滿的愛。

「在這裡，一個人生病有很多人在關心你，而不是因為你是誰的病人，醫生之間跟護理人員都是互相照顧沒有設限的，這個是在別的地方看不到的……」魏女士用短短的幾句話，總結多年來在臺中慈濟醫院就醫的經驗。

值得慶幸的是，隨著魏女士病情逐漸穩定，回憶這段歲月吉光片羽的點滴，曾經複雜的情緒仍有些許起伏，只是現年四十八歲的魏女士，已慢慢學習接受後的放下，淚眼中懂得笑看無常，也更珍惜生命。

她的一雙可愛的女兒也長大成人了。姊姊嘉嘉已踏上社工之路，毅然決然走上護理路的涵涵，明年就畢業了，菜鳥護理人員在實習時，也見識過病人情緒爆發的一面，這時她會想一下媽媽住院的樣子，很快就明白健康出問題，任何人的心情都不會好到哪裡去，就能體諒他們。

在她們小小的心靈裡，永遠記得慈濟醫院的社工、護理師姊姊既專業又溫暖的扶持，工作再忙碌，始終都是帶著笑容，鎮定的處理各種事務，期許未來的自己也能像這些姊姊一樣在病人需要的時候伸出手，拉別人一把。

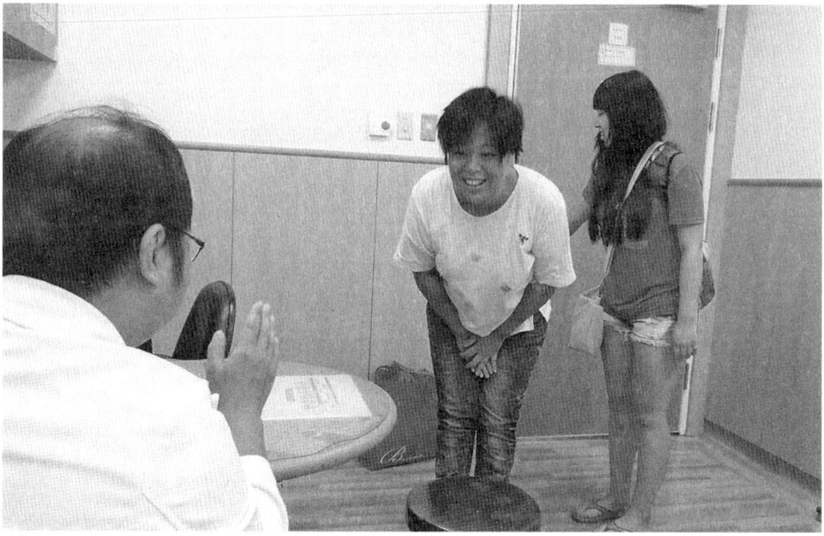

魏女士至診間感恩姚朝元醫師。

細心悉解「天下第一痛」

撰文／曾秀英

人的一生，從小到大，誰沒有個大小病痛？經歷過急症、重症無常的人，往往康復後，留下的片段逐漸模糊；有些人幸運，長到四十歲，最痛的回憶就是牙痛，講起那個痛來，多數人都能體會「要人命」的感受。有一群人「談痛色變」，他們談起「痛」的感覺，共同的特徵是「現在想起來，還十分恐怖。」直說「沒痛過的人，不知道其中的感受！」因為這個病正是有「天下第一痛」稱號的「三叉神經痛」。

「痛到受不了時，會去撞牆，把自己撞暈，甚至想拜託醫師幫忙，剖開腦袋洗一洗，看會不會好一點？」年近六旬的蘇太太，有一雙擅長女紅的巧手，不論是針車、鞋子、西裝褲都一把罩，是另一半經營西服店不可或缺的主力，打拚事業不能沒有她，但偏頭痛發作時有如刀割般尖銳，有時幾天一次，有時一天好幾次，不定時的疼痛，隨時發作，簡直像是腦袋裡裝了拆都拆不完的不定時炸彈，不知道什麼時候引爆，讓蘇太太害怕到必須隨身攜帶止痛藥過日。家人看他邊吞藥止痛邊趕工，都十分不捨。

每當像刀割般尖銳的痛發作時，她都痛到眼淚直流，靠最高單位的止痛藥也無法緩解時，就得送醫院急診，打止痛針，二十多年如一日的頭痛，到處求醫、會診，看過的醫師超過二十個，一度以為是顏面神經問題引發，在她的堅持下，牙醫拔去她三顆好牙，結果證明是白受罪，還曾有身心科醫師懷疑她的頭痛其實是身心症狀，問她是不是有被倒會錢、簽大家樂，讓她哭笑不得。到處求醫、會診檢查很久，自費斷層掃描仍查不出所以然來。

身心俱疲　遍求偏方

只能靠吃藥、打針止痛過日子，伴隨因吃藥而來的胃潰瘍，早已讓她身心疲累，完全靠意志力撐過這麼多年，即便如此，蘇太太還是沒放棄治療希望。各種民俗偏方，只要有人報來，不管有多怪，她都寧可信其有，曾經請法師驅魔，聽說羊頭燉草藥可以「頭痛醫頭」，公公備齊材料，要另一半從鄉下帶回臺中，每天燉半隻羊頭來喝，她硬著頭皮喝下腥味很重的噁心藥湯，半年近百隻羊頭下肚，最後還是徒然。感冒藥水不能隨便喝，聽人家講一次喝兩瓶感冒藥水可以治頭痛，二話不說就灌下去，原因是「頭太痛了，早就抱著大不了一死的決心。」

林英超醫師早在其他醫院任職時，蘇太太就找他看過下背痛，後來聽說他轉任慈濟醫院，跟著找來看頭痛，第一次在他口中聽到「三叉神經」這個名詞。檢查後，林醫師發現，她的血管確實壓在三叉神經上，比較常見疼痛發作的位置在第二、三分支，也就是從顴骨下面、耳前到嘴角邊，蘇太太的三叉神經痛的位置屬於不常見的第一分支，疼痛部位靠近太陽穴上面、耳上或耳後，往往需要一段時間才會診斷出來。手術後隔天就不痛了，蘇太太後來又請他開右邊神經。

罕見雙側發病　手術終改善

雙側都發生三叉神經痛的案例並不多見，林英超醫師透過顯微血管減壓手術，先後在蘇太太兩耳耳後各開一個三公分的小傷口，在三叉神經受壓迫的部位放入隔開血管的墊片，在顯微鏡幫助下，在腦中手術範圍小於一公分，減緩小腦動脈壓迫神經，成功改善她二十多年

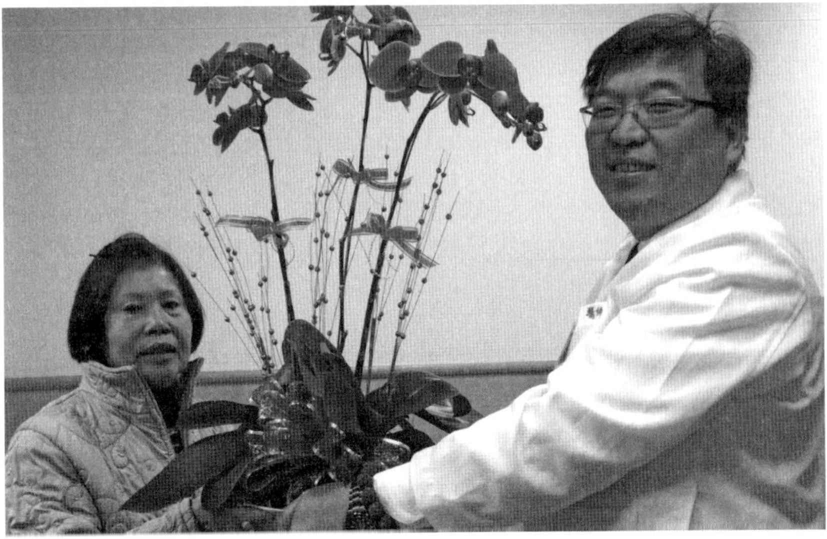

蘇太太致贈感謝花籃予林英超醫師，以表達感恩之情。

的頭痛。蘇先生說，結婚三十多年，終於又看到老婆的笑容，林醫師是全家的恩人。

「你一定要保重身體哦！」蘇太太這麼說，因為有林醫師，才有她健康的身體。媒體報導後造成新聞熱潮，來自各地的頭痛病人紛紛上門求診，林英超醫師曾經從下午三點半開始看診，一直看到隔天的凌晨五點多，回家梳洗一下再到醫院，次日一早的門診直到隔天凌晨一點多才結束最後一位病人問診，兩天看診都長達十二小時，看診人數平均百人。突如其來的人潮把同仁嚇了一大跳，原來這些病人全都是周六、周日無預警暴增出來的，行政同仁想限診都來不及。

厚厚的病歷，半數是初診，來自高雄、基隆、臺北，甚至花蓮的病人，很多都是長期頭痛無解的人，讓林醫師十分的心疼，即使睡眠嚴重不足，仍耐心一一問診。同仁們將他跟美國職籃ＮＢＡ爆紅的球星林書豪相比，半開玩笑封他為「臺中慈濟醫院林來瘋」。

事過幾年，人潮慢慢褪去，影響力竟傳得更遠，來自對岸、其他國家的華人，也遠渡重洋求醫，得到滿意的治療後，又帶著同病相憐的其他親友前來。

正確診斷　方能抓出病根

林英超醫師說，三叉神經從腦幹發出，在臉的兩側各有一條，分掌各半邊臉的感覺，三條大分支從上到下分布在前額、臉頰及下巴區塊，負責運動與感覺功能，一旦受損，主要影響臉部感覺功能，通常發生在單側，不正常放電會讓人感到麻、痛、電、熱，這種疼痛之劇烈可與分娩相比擬，因而得到「天下第一痛」的稱號，全美一年有一萬顆牙齒是因為三叉神經痛而被誤診遭拔除。

診斷的方式是依其痛的部位、型態及對止痛藥的反應去判定，磁振造影是很常見的診斷方式，三叉神經如果是由於血管振動受到刺激，可發現血管緊靠三叉神經造成壓迫。

林醫師指出，三叉神經痛的特徵是面部單側驟然的閃電劇烈疼痛，病人會有撕裂、觸電、閃電、針刺、刀割、燒灼等不同的感覺，往往光是簡單的洗臉、刷牙、刮鬍，甚至吹風、吃飯吞嚥都會誘發疼痛，這種疼痛跟急性發炎還有偏頭痛不一樣，吃止痛藥也沒有用，病人往往不勝其擾，痛到最後，除了生活上的痛苦之外，更常伴隨憂鬱症，甚至有自殺的念頭。

臨床上，有些病人一進診間就哭得唏哩嘩啦，像見到救星般眼淚掉個不停。六十五歲來自高雄的蔡姓婦人，痛了六年，「左臉就像不停被幾百度的電流電個不停！」吃東西會痛，只能吸一點湯汁，自己摸到自己也彷彿有磁性，把電牽過來，實在痛得受不了，持續幾年下來未能改善，讓她痛不欲生。

醫師想要用手測試，看看痛到什麼程度，根本沒辦法摸。她說，一味的吃藥對她沒有效，她自認是個很能忍的人，疼痛發作時，總是閉氣忍住不叫出來，才以為疼痛過去了，想喘個氣，下一波的痛又接著起來，連讓人喘個氣的機會都沒有，想到就感覺十分的恐怖，根本不能生活，連尋短的念頭都有了，就因為真的活不下去了，才跑到臺中來求醫。開刀後，蔡婦在加護病房醒過來，就發現疼痛不見了，主動要求透過媒體說明，宣揚醫術，希望得到這個病痛的人，能夠早些得到治療。

醫師建議　保守治療無效再開刀

三叉神經痛發生率十萬人有四到十三人，好發於五十歲以上的中老年人，女性是男性的一倍。發病原因為神經受到壓迫或發炎，其中大部分原因是隨著病人年紀增長，血管因為血壓不停撞擊，導致延長、彎曲，後來靠上神經，造成壓迫於是感到疼痛。林英超醫師強調，當保守治療無效才可考慮用手術等侵入性治療，透過「顯微血管減壓手術」，從耳後進去，直接到三叉神經，將三叉神經與血管隔開，手術治療後，約有八成至九成病人疼痛在手術後數日內就有改善。侵入性治療除了手術，還有局部燒灼及放射治療，但仍以手術治療的成功率最高，後遺症也最少。

林英超醫師指出，三叉神經的手術其實困難度不大，成功率也很高，但不論是國內或在全世界，大多醫師仍贊成三叉神經痛以內科治療為優先，原因是接受手術的對象，病人腦中的神經、血管都正常，動手術的目的，只是為了要做一個分隔，但卻要冒開顱手術的風險，雖然如此，事實證明，手術有八成、九成治癒率，效果真的比較好。

中西合璧

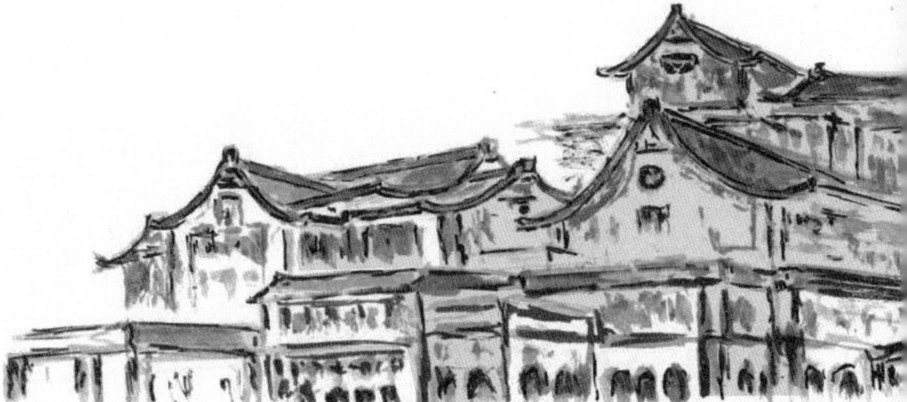

中西醫合治
驅中風救大腦

撰文／曾秀英
資料提供／黃仲諄（臺中慈濟醫院中醫部副主任
兼中風中西醫合作醫療中心副主任）
黃伯仁（神經外科主任）
蔣岳峯（高壓氧中心主任）
林琳勛（神經內科主治醫師）

近十年，腦中風退居十大死因的第三，雖醫學已掌握有效治療方法與危險因子研究，且積極衛教民眾如何避免三高，並建立長期運動與養身之道。但中重度的腦中風仍時有所聞，導致病人瞬間失能，並對個人與家庭造成顛覆性的影響。

臺中慈濟醫院，平均每一星期至少有一例中西醫合作搶救腦中風急症，經開刀、復健、補氣、驅風、去痰、化瘀等療程以救治病患。啟業以來，中西醫團隊累積成功經驗，集神經內外科、復健科、影像醫學科及中醫團隊之力，病人經半年治療及復健，康復至活動自如、生活自理的比率明顯提高。

「在中醫介入後，不少住院的病人說，本來手沒有力氣，針灸過後，手的力氣就回來了。」臺中慈濟醫院透過中西醫合治腦中風多年的效果，「好轉案例太多，大家都習以為常了。」因此促成腦中風中西醫合作醫療中心成立，目前由神經內科林書漢醫師擔任主任。

腦手術後中醫立即加入　恢復超過預期

二十二歲女性病人小君，在一陣翻天覆地劇烈頭痛後陷入深度昏迷，送到臺中慈濟醫院急診室時昏迷指數只有三分，經檢查後確診是致死率極高的腦部動脈瘤破裂。

腦部動脈瘤破裂的死亡率高達五成，神經外科醫師緊急進行難度很高的顱內血管修補手術，順利夾除位於右側顳葉一點五公分、約花生粒般大小的動脈瘤，但當時並沒有人敢說，她能恢復到什麼程度；就算安然度過手術，也有百分之三十可能會變成植物人。小君出血量大概有四十毫升，足以造成她意識昏迷、瞳孔放大、左手左腳偏癱，肌肉無力，再來就是造成高階腦功能損害，有時智力缺損會退化成如稚齡期的狀態。

中醫團隊於手術隔天立即參與治療，小君從完全昏迷、得依賴呼吸器維生，到逐漸甦醒但意識不清，接著脫離呼吸器使用，並且能慢慢認得家人。靠著長達半年以上、持續不輟的辛苦復健，如今已能繼續投入工作。對醫療團隊與家人來說，小君的進步神速超過預期，算是幸運的奇蹟。

年逾六十的吳媽媽，二〇一五年三月初，因嚴重車禍意外，造成腦部挫傷出血，下肢及骨盆骨折，內臟破裂出血有生命危險。雖經骨外科團隊的緊急手術搶救，生命跡象基本穩定，但看起來仍相當虛弱，且意識混亂無法溝通，連家人都完全不認得。中西醫合作治療一個月，吳媽媽開始坐著輪椅復健，腦筋也恢復正常，能侃侃而談生活中的點點滴滴，預後十分樂觀。

類似這兩位嚴重中風及頭顱外傷的棘手案例，臺中慈濟醫院幾乎每周都會有中西醫攜手治療的機會，這要歸功於特別的因緣，才能圓滿成就急重症中西醫合作治療的契機，提供民眾生命健康守護更優質的選擇。令人欣慰的是，經由幾年來團隊成員努力磨合溝通，合作經驗已逐漸成熟，並在臨床治療效果上獲得令人振奮的成績。

外力損傷腦部　意識狀態及斷層掃描最關鍵

臺中慈濟醫院神經外科黃伯仁主任指出，外傷後顱內出血或腦中風是腦組織損傷最主要的原因，無論是哪種原因造成，一旦產生腦損傷，常常會有嚴重後遺症，例如肢體偏癱、意識不清、言語能力受限，乃至於重度昏迷、淪為植物人或甚至死亡。

頭部外傷所造成的顱內出血，若依出血部位而言，可區分：硬腦膜上出血、硬腦膜下出血、蜘蛛網膜下腔出血及腦內出血。一般可由斷層掃描得到診斷。臨床常見症狀為：外傷後出現頭痛、嘔吐、逆行性失憶、甚至意識混亂、昏迷。

外傷性顱內出血嚴重程度的評估依據症狀、臨床表徵及影像檢查。臨床表徵包括：意識狀態、肢體力量、瞳孔大小、瞳孔對光反射、角膜反射、咳嗽反射等等；影像檢查則是指X光或電腦斷層掃描。黃伯仁主任說，其中最關鍵的評估依據為意識狀態及腦部電腦斷層掃描。

對於頭部外傷病人，評估意識狀態最常用的方法為「格拉斯哥昏迷指數」，也就是俗稱的「昏迷指數」。他表示，昏迷指數要看三個項目：睜眼反應、語言反應及運動反應；三個項目的分數加起來，即是昏迷指數。昏迷指數滿分為十五分，表示病人是清醒的；昏迷指數最差為三分，表示病人為重度昏迷甚或瀕死狀態。

嚴重腦內出血　手術加用藥

輕微顱內出血通常只需一些緩解症狀的藥物及少量降腦壓藥物，而顱內血塊在數天至數周內會自行吸收。嚴重顱內出血則往往需要合併手術及藥物治療，這時也就是神經外科醫師以手術介入改善，加上神經內科醫師調整藥物。

「嚴重的顱內出血常合併腦水腫，對於腦部所造成的傷害來自兩方面，一是受傷時立即性的腦組織損傷，而且血塊本身也會對周圍的

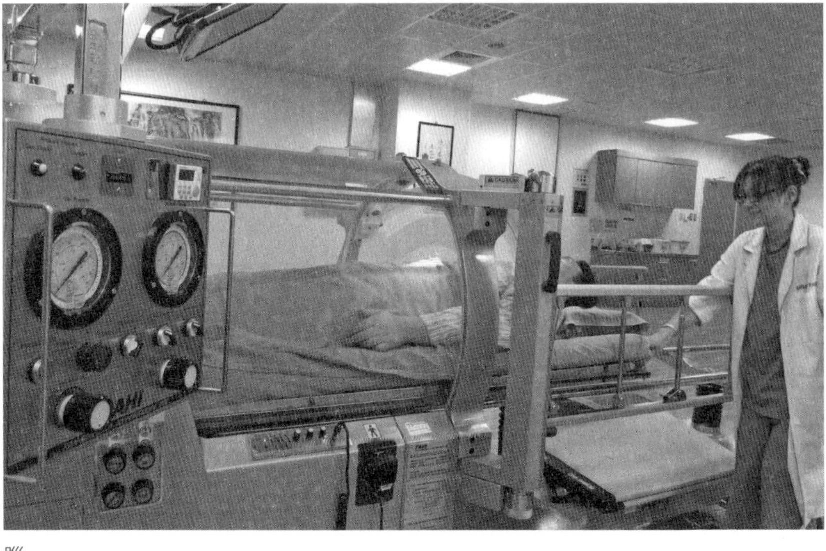

腦中風高壓氧治療。

腦組織產生進一步的壓迫。一是腦水腫會使得腦壓過高，也造成全腦細胞功能受損。因此，對嚴重顱內出血的手術治療，除了清除血塊，也常因為腦部腫脹，必須將部分顱骨移除，使得腫脹的腦子有空間紓解壓力，同時藥物使用目的在於降低顱內壓（目標值二十到二十五毫米汞柱 mmHg）及提高腦灌流壓（目標值六十到七十毫米汞柱 mmHg）。」黃主任進一步說明。

但是嚴重頭部外傷（昏迷指數三到八）的病人預後仍是不良，他指出，死亡率介於百分之三十到五十。目前方興未艾的「二線療法」正發展進行中，包括低溫療法、高壓氧療法、神經再生及幹細胞、中西醫整合治療等等，或許可以提供病人另一種治療改善的機會。

在臺中慈濟醫院，只要是中風病人，電腦系統會自動會診中醫，不用等家屬要求。當然，除非醫師認為不適合，或是家屬主動提出不希望中醫介入。原則上，臺中慈濟醫院中風病人所得到的治療，除了常規的西藥、復健外，中醫師都會到床邊診斷，給予針灸與中藥的治療。

高血壓控制不良　小心大腦血管阻塞

腦中風也可分成兩種情形，神經內科林林勛醫師說，一種是自發性顱內出血，另一種則是血管梗塞性中風，約占七成，因此一般人印象中的中風指的多為血管梗塞性中風。顧名思義，阻塞性腦中風的病因是大腦血管阻塞，造成該血管供應血流的大腦功能缺損，而引起各式各樣的臨床症狀。

社會大眾所熟知的中風症狀像是手腳無力、麻痺等等，通常為急性且單側的症狀，但其他像是語言的表達與理解障礙，醫學上稱為「失語症」，還會有構音或吞嚥困難等，一樣是中風很常見的症狀，卻較不容易在第一時間被一般人聯想到是中風。

自發性顱內出血的主因是長期高血壓，發生率在三十五歲以上、每十萬人口中平均每年有七十三人，死亡率較腦梗塞高出許多，發病後一個月內死亡率超過三成，以症狀來分包括：突發的局部神經症狀，常合併有頭痛、噁心嘔吐、血壓偏高、意識障礙，少數會有癲癇發作現象。

約三成五的病人早期症狀會有惡化現象，是因為發作六小時內持續出血而致血塊擴大造成。治療方式也可分為內科藥物治療及外科手術。治療重點在維持良好的呼吸道暢通及足夠的血氧濃度，血壓過高的控制，降低顱內壓，增加腦灌流壓，預防癲癇及控制體溫。外科手術的目標在移除血塊、控制出血並減少腦水腫及腦壓過高。但假如腦幹出血或昏迷指數過低（三到五分），就不建議外科手術。

七天黃金期中醫治療　醒腦開竅通絡

中重度中風及頭部外傷病人，每年都導致許多家庭瀕臨破碎邊緣，這些年來，臺中慈濟醫院中西醫合作團隊累積許多治療經驗，取得滿意成果。臨床上觀察發現，如果治療順利，病人大約經過半年治療及復健，康復至活動自如、生活自理的比率明顯提高，而且，中醫協同治療的時間越早，預後的情況更好。

在中醫的角度來看，之所以中西醫接力愈早，效果愈好，中醫部黃仲諄副主任指出，原因是受傷瀕臨凋亡的腦細胞在三星期內會衰亡，因此建議在發病三到五天內，於加護病房中就開始配合中醫治療，會診時間最好掌握在黃金期七天以內，必須在此期間，幫助受損腦細胞清除有害毒素，並給予受損細胞足夠養分，提供適宜的內在環境條件幫助腦組織修復，如此將有助於病人恢復生機。

他說，中醫治療原理是：經由服用中藥來通暢人體「中焦氣機」，以改善病人氣血運行機能，再搭配醒腦開竅及化痰通絡等中藥來減少自由基，降低腦部發炎、水腫現象，提升病人身體能量系統，啟動自我修復功能，排除有害物質，止住出血。此外還可運用針灸治療促進氣血循環，改善神經受損程度，縮短腦中風與腦損傷的復原時間。

黃仲諄醫師累積十多年經驗，發現很多腦部中重度受損的病人，如果單純以中醫藥治療，很多病人會無法救回，若採用現代西醫方式搶救，仍會有高比率案例無法生活自理，而需他人終身照顧，假使能有適時適宜的中西醫合作治療，則康復結果常常令人驚喜。

搭配高壓氧　加快康復效果

此外，高壓氧在後續治療上，也發揮很大作用，尤其對神經外科腦外傷或腦中風後遺症的傷後復健、開顱手術後顱骨骨髓炎、脊椎手術後傷口感染或骨髓炎、脊髓急性損傷後復健等項目，都是高壓氧治療的適應症。以高壓氧治療，對此類病人能有令人欣喜的成效。

「中西醫合治可以減少合併症與後遺症的產生，對運動、生活及語言功能都有助益。」臨床經驗證實中醫治療，黃仲諄表示「其實只要是中風個案，一確診就有中醫介入，十個中風病人九個半都會接受中西醫合治，不想做的那位一定是比較輕微中風的病人，他可能連復健都不想做，能走就想要回家了。但其實再輕微的中風還是要依例行的標準治療，經過中西醫合治與復健，會有更好的預後。」。

中醫部於二〇〇七年九月成立

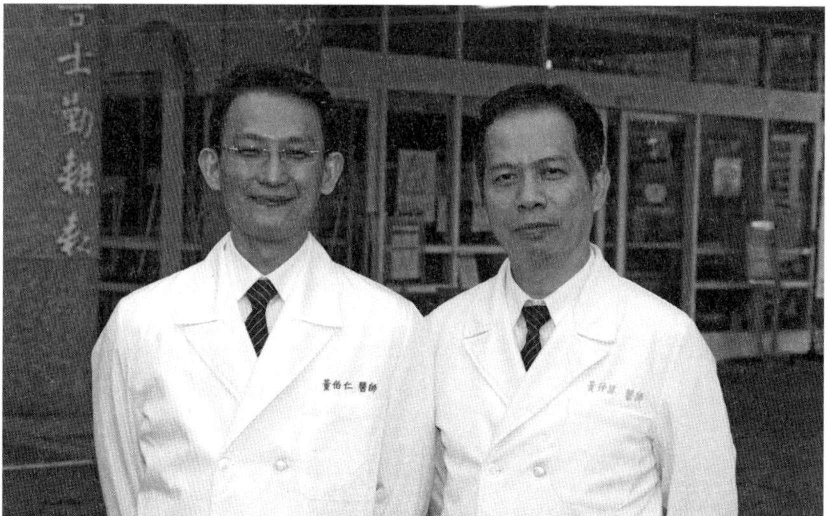

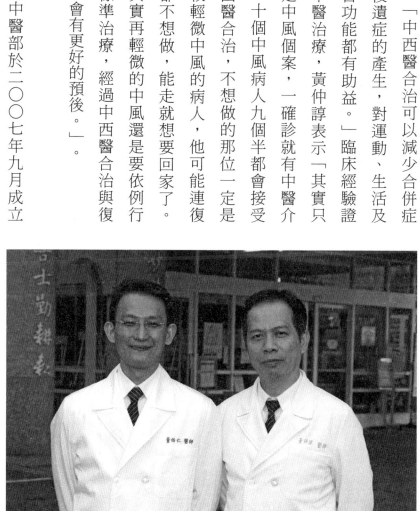

神經外科黃伯仁主任（左）與中醫部黃仲諄副主任（右）。

後，臺中慈濟醫院即開始中西醫的會診制度，以二〇一四年度會診中醫的人次來看，平均每月為一百三十四人次，除神經內外科，其他會診中醫的主要科別是血液腫瘤科、大腸直腸外科、復健科等，總共有二十三個科別會診中醫。

這些年，臺中慈濟醫院中風及腦部損傷個案，在以往預後不被看好的情況下，一個又一個出現康復奇蹟，各科合作治療的模式也逐漸建立，成為照護民眾健康、搶救生命的磐石。

中西醫臨床整合研究中心屢創奇蹟

撰文／曾秀英

臺中慈濟醫院二〇一二年成立「中西醫臨床整合研究中心」，這全國唯一統合中西醫機構的創設，源自簡守信院長在一位又一位的病人身上看見中、西醫互補，不斷出現奇蹟，希望藉整合機制，建立現代中醫系統化的科學性資料庫，訂定中西醫聯合治療癌症策略，提供病人良好的預後指標，照顧病人更大的利益。

臺中慈濟醫院中西醫合治創造奇蹟的案例不勝其數，其中針對腦外傷與中風疾患的療效，多年來已成為醫療一大特色。

無常摧毀青春

十六歲的小民，車禍重創腦部昏迷，全身多處骨折伴隨腹腔內大出血，傷及視神經幾近失明，病情極不樂觀。心痛的媽媽收下病危通知書，也簽了放棄急救同意書，但醫療團隊仍不放棄，透過中西醫團隊合作跨七個不同科別積極搶救。

小民來自單親家庭，他跟弟弟的學費，都靠媽媽微薄收入支撐，車禍前，白天在洗車廠打工，晚上半工半讀分擔媽媽壓力。因為跟朋友出遊發生嚴重車禍，整個人拋出車外，頭部撞擊路邊監視器，陷入重度昏迷，送醫時昏迷指數僅剩五分，還一度失去生命跡象。

電腦斷層掃描檢查發現，他傷勢十分嚴重，生死在一線間，除顱內多處出血合併顱底骨骨折，雙手、骨盆腔骨折斷裂等多重傷害，腹腔動脈持續大出血，一度休克，已在生死關頭，媽媽百般不願地簽了放棄急救同意書，甚至一度考慮器捐的可能。

但醫療團隊一刻不停搶救生命，神經外科林英超醫師進行腦部減壓手術、放射科接手找出骨盆腔內出血的動脈血管，成功止住出血點。三天後，骨科完成骨折與關節復位的內固定手術。

中西醫合治希望再現

中醫也加入搶救行列，黃仲諄醫師開出水煎藥，成功降低腦壓，改善發炎水腫，修復腦部細胞，兩周後小民奇蹟般甦醒，憑著堅強意志，勇敢面對挑戰，每天勤勞復健，一步步找回失去的健康，恢復得比預期好很多，最後成功住進普通病房；持續搭配中藥及針灸治療與復健，至少成功幫他挽回瀕危視力，讓他得以重回校園，繼續未完的學業。

更好的消息是，小民珍惜重生機會，努力念書，考上中部國立大學！放榜不久，媽媽帶著他，特地到醫院報佳音，也感恩黃仲諄醫師救命之恩，讓他年輕的生命還能發光發熱。

中西醫臨床整合研究中心統計過去四百七十七例中風病人，用針灸處理過的病人，對意識、肌力跟肢體感覺的恢復，都能發揮很好的作用。在臺灣，中、重度中風病人一年約一萬二千人左右，死亡率達三成，至少近九千人存活，以目前純西醫治療模式統計顯示，恢復較好的不到一千人。臺中慈濟醫院中西醫合治做法，存活人恢復到生活自理，至少達一半以上，這對整個社會、家庭與醫療都有正向作用，值得好好推廣。黃仲諄醫師在腦外傷與中風治療，有獨到見解，也樂於分享他的心得。

癌症治療大有可為

中西醫合治奇蹟，也在癌症治療上看見曙光！五十四歲王女士因雙側耳後淋巴結腫大而就醫，經淋巴結、骨髓切片與正子攝影檢查，確診「瀰漫性大B細胞淋巴瘤」，已經擴散到骨髓，屬於癌症末期！

王女士是家庭主婦，二〇一三年中不經意發現耳後一個硬塊，最初以為只是發炎，但吃消炎藥都沒改善，淋巴結反而越長越多顆，經淋巴結切片確定是「瀰漫性大B細胞淋巴瘤」，進一步骨髓切片發現癌細胞已擴散到骨髓，正子攝影顯示癌細胞已侵犯兩邊脖子、腋下、脾臟、肚子，到主動脈旁和鼠蹊部，

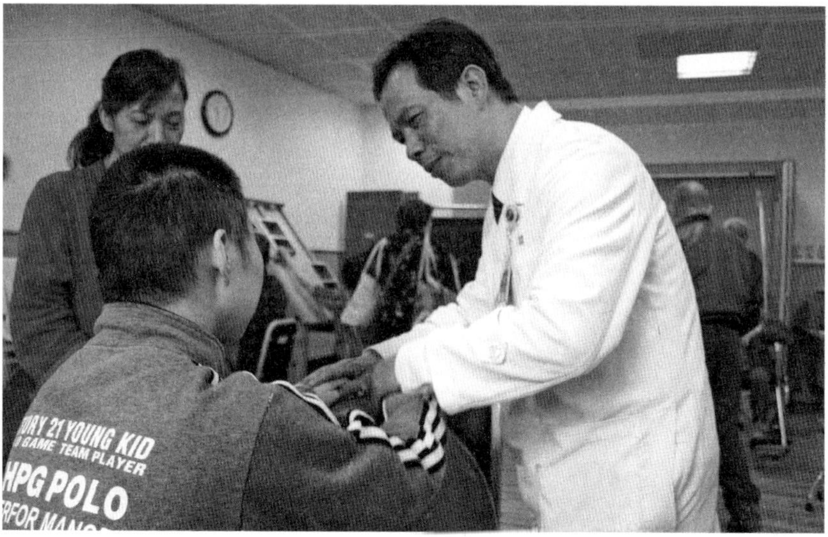

中醫部黃仲諄醫師協助病人復健。

淋巴瘤的腫瘤量非常大，屬高惡性淋巴瘤，全家人因此惶惶不安，夫妻倆抱在一起痛哭，害怕到不敢面對。

這類高惡性癌症需要更大劑量化學藥物，八個療程標靶藥物與化學治療，讓王女士化療初期，頭髮掉光、體力不支，虛弱得無力整理家務，家人深怕她撐不到完成全部療程。李典錕主任主動會診中醫，莊佳穎中醫師以中藥降低化療副作用，想辦法恢復體內陰陽平衡狀態、維持身體氣血循環運作順暢，幫西醫調整病人身體到最好環境，讓化學治療藥物能好好發揮作用，提升消滅癌細胞的正作用，維持王女士持續接受化療的體力，讓她完成療程。

經中西醫合治調養，比對王女士治療前與治療後的正子攝影檢查，「癌細胞已經不見了！」二〇一五年七月，進行二年後的正子攝影追蹤，整個癌症都消失了，也沒有復發，顯示治療效果非常好，一家人終於放下心上大石頭，重拾出國旅遊的歡笑。

王女士說，生病就要勇敢面對，中醫搭配化療期程持續用藥，體力很快提升，沒有那麼痛、那麼無力，依身體狀況隨時調整用藥，真的很棒。以前對中醫的感覺就是藥效很慢，經過親身經驗，對中醫印象已經一百八十度大改觀，更肯定中西醫合治的效果。

中醫部陳建仲主任進一步說明，王女士療程的臨床研究也發現，因化療受損的白血球，第七天就可以得到很好的治療，跟沒有服用中藥，差異十分明顯。未來也希望藉著中西醫攜手，發揮互補良能，達到一加一大於二的效果。

小民媽媽書信感恩

回想到二年前孩子車禍受傷的那一晚，全身仍會不由自主地顫抖；小民因為身體受到劇烈的撞擊，造成顱內的大量出血，四肢有三處骨折，腹腔內動脈撕裂，生命跡象極不穩定，醫師說：「很可能會撐不住。」身為母親的我，面對這突如其來的意外驚嚇，除了害怕、哭泣、無助之外，真是無語問蒼天啊！

感恩臺中慈濟醫院的醫療團隊，持續不放棄地積極搶救，才讓小民能有存活下來的機會。但醫師們的擔心，卻讓我再度失控崩潰，我可愛的孩子很可能會成為植物人、雙眼失明、一輩子都要躺在病床上……對於這樣的結果，我在救與不救之間拔河，內心真是悲傷、掙扎、與痛苦。

在這個煎熬過程中，很感謝社服室社工師及醫院志工們的陪伴與支持，才讓自己有勇氣度過那一段艱苦黑暗的日子；也相當幸運地接受了醫師「中西合作醫療」的建議。但回想當時的心情，其實是抱著死馬當活馬醫的想法，只為了爭取一線生機。在小民受傷後的第四天，就開始了中西醫的合併治療，給予中醫湯藥的服用；隨著日子一天一天過去，整個心也都懸在半空中，直到第十三天早晨，醫院護士來電話通知，昨天半夜小民奇蹟式甦醒，並且能跟照顧的護理師之間有簡單的表情溝通……感恩上蒼垂憐，真是不可思議！

半年多的復健治療是另一個辛苦的歷程，配合西醫復健及中藥和針灸治療，對於怕痛的小民而言，每一次的復健和針灸，就像是打仗一般。還好有專業耐心的復健師幫忙安撫，更感謝神經骨科團隊和中醫部黃仲諄醫師的妙手回春、起死回生。現在小民右眼視力恢復了，四肢活動靈活，腦筋靈光，活潑頑皮，又可以回到學校上學了，真是萬分高興啊！

經過小民這次的意外重生，全家人更懂得珍惜彼此，小民說：「能健康活著真好！可以陪伴孝順媽媽、努力念書，將來大學要讀社工系，希望幫助需要的人，就如同自己生病的時候，社工姊姊幫助我一樣。」

感恩上人！感謝臺中慈濟醫院的醫療團隊！感謝中西醫的合作。無限感恩！

團隊合作

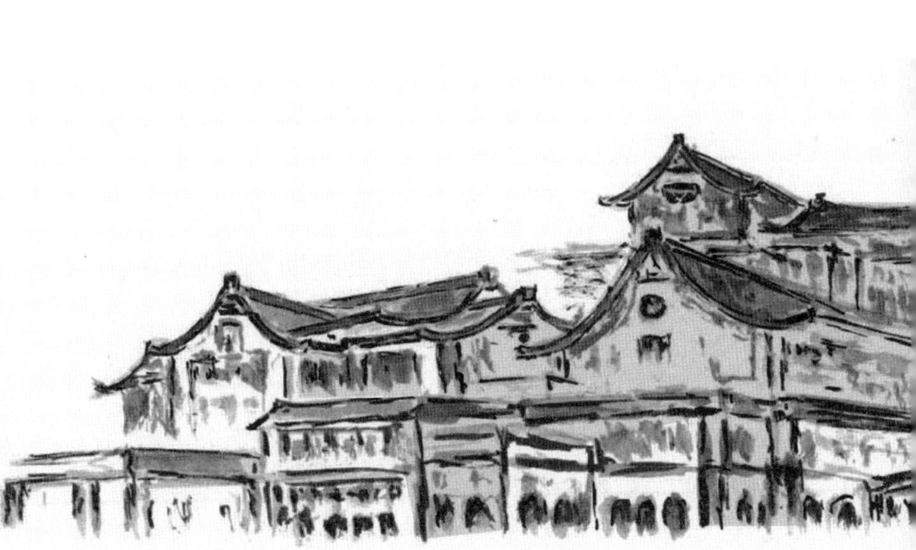

孕婦車禍急搶救 團隊共創奇蹟

整理／曾秀英

盼了許久，三十三歲蘇女士終於遂願懷上兒子，無常卻在二〇一二年二月一日下午轟然報到，下班返家途中遭貨車撞擊身體右側，她下意識仍雙手環抱托住腹部胎兒，救護車急駛抵臺中慈濟醫院急診室，二十九周身孕的她與腹中胎兒命在旦夕……

婚後生下兩個女兒的蘇女士，為了替獨子老公延續香火，努力再拚第三胎，確知懷上男孩，全家欣喜不已，沒想到一場車禍，跟著兒子在鬼門關前走一回。

車禍發生在下午，救護車緊急將蘇女士送到臺中慈濟醫院，急診科醫師考量病人懷有身孕，擔心電腦斷層檢查的顯影劑，可能影響胎兒，於是先做超音波檢查，確認胎兒仍然有心跳，同時卻又發現媽媽胰臟與導尿管內尿液裡有血，心跳、血壓也有明顯下降現象，馬上緊急會診一般外科陳家鴻醫師到場。

兩張病危通知　誰先救陷兩難

聞訊趕到醫院的另一半，連簽兩張病危通知，心情無比沉重，他決定先救媽媽，醫師隨即讓孕婦進一步接受電腦斷層縝密檢查。

檢查結果，病人左腎和胰臟嚴重破裂，並持續出血，導致血壓與心跳下降、導尿管也有出血現象，生命跡象越來越不穩定，醫療團隊當機立斷，決定緊急開刀先止血。一般外科、婦產科、小兒科以及泌尿科與麻醉科等多科團隊待命，攜手展開搶救母嬰大作戰。

婦產科醫師先為媽媽剖腹，十九時四十二分取出胎兒，當時全身發紫、無心跳，小兒科醫師將一千九百六十公克早產小男嬰接過手來，持續進行心外按摩以及插管急救，待小男嬰恢復心跳，馬上送到小兒新生兒加護病房照護。

一般外科吳永康主任與陳家鴻醫師面對媽媽的出血問題，是十分緊急的情況，因為他們很清楚，腹腔內包括：脾臟、腎臟、肝臟等血流充沛的重大器官，一旦嚴重破裂，未及時止血，只要十到十五分鐘就可能導致二千到二千五百西西大出血，出現致命性休克，相當危險。師徒倆此時攜手合作，打開病人腹腔，摘除已經破裂的胰臟，希望能止住出血。

壓迫腎臟出血點　沒出娘胎先救母

泌尿科團隊謝登富、劉昕和兩位醫師發現，影像顯示左側腎臟破裂程度已達最嚴重的第五級，原本想法並不樂觀，十分奇妙的是，探查結果，腎臟並未進一步出血，於是決定暫時保留腎臟，先關閉傷口，送加護病房照護觀察。

「腎臟外圍有一層膜包裹之外，有可能是寶寶的重量壓迫抵住左腎出血點，某種程度對腎臟產生止血效果，才讓媽媽沒有繼續出血，果真是如此，就是個奇蹟，不僅媽媽保護了孩子，孩子也間接救了媽媽。」謝登富醫師說。

這場母子互救創下奇蹟，讓醫護團隊嘖嘖稱奇，而經過一百分鐘的緊急手術，踏出醫療成功的第一步，能不能守護生命，進而守護健康，重要的關鍵需要更多用心、用愛的付出。

早產男嬰可能有很多併發症，小兒科醫師評估，母體發生車禍時，巨大撞擊力造成男嬰腦室有出血跡象，達到三級嚴重的程度，因早產出現「開放性動脈導管未閉合」，造成心跳加快與呼吸急促。在保溫箱內整個照護過程，除了全天二十四小時監控小嬰兒的呼吸、心跳、腸胃道營養吸收外，也要觀察開放性動脈導管閉合與腦室出血等情形，一度讓小兒加護病房團隊如臨大敵，繃緊神經。

情牽「阿弟仔」　只要你健康長大

小嬰兒在小兒加護病房的保溫箱裡一住就是一個多月，體重等生長曲線一路畫下來，所有人心情跟著起起伏伏，主要原因是小嬰兒的腸胃道功能本來就發育較弱，營養師調配打靜脈營養針，醫護同仁也針對寶寶體質，給予可幫助新生兒的腸胃道吸收的乳酸菌刺激，小嬰兒的體重才慢慢回升。

當時還沒有取名的他，是醫師叔叔、護士阿姨口中的「阿弟仔」，叔叔上班時間，想到就去看看他，輪班看守的阿姨們交班時，主動在日誌留下「愛的小語」鼓勵打氣，記錄小朋友成長點滴，喝多少奶量、心跳速率還有哭聲……他的一顰一笑牽動著每個人的情緒，「阿弟仔好帥哦！」、「眼睛這麼大，以後不知道迷死多少人？」輪班看守的阿姨們天天寫日誌，不停出現要加油、要努力呼吸、快快長大。

陳莉琳護理長是這麼寫的：「你這個小子，我沒有跟家人吃飯，白班加小夜，所以你一定要認真長大，努力長肉。」「出生那天，阿姨是主護，第一眼見到你就好喜歡你，超可愛的……」這是惠茹阿姨的告白。二月十一日是體重止跌日，第一次瓶餵成功是二月二十四日，阿姨「好開心」，形容他像是突然開竅，一次喝光二十毫升的母奶。二

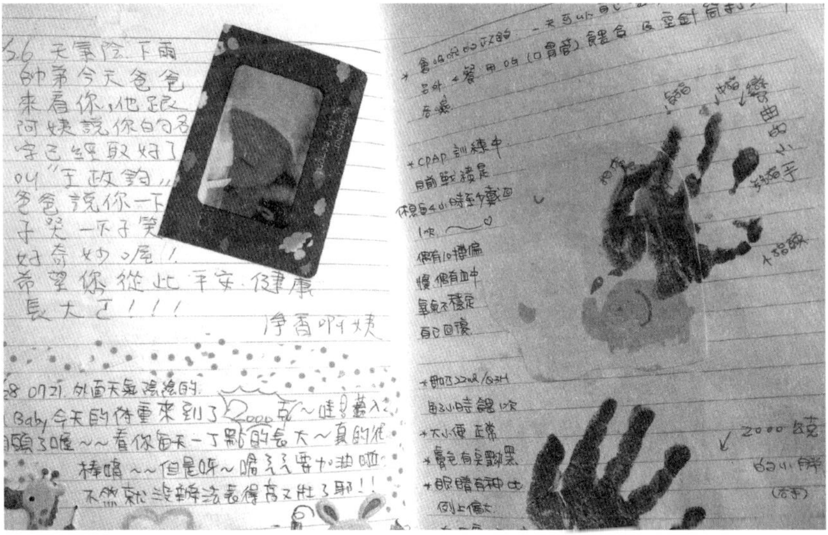

小兒加護病房同仁，每天為阿弟仔做成長紀錄。（圖片／小兒加護病房提供）

月二十五日，爸爸第一次抱到阿弟仔，隔天取名為「政鈞」。幾天後，護士阿姨慶祝阿弟仔體重達二千公克，特地替他留下小腳丫印紀念。

經觀察，小男嬰的腦室不再出血、逐漸回穩，開放性動脈導管也順利地自行閉合，滿月後拔掉呼吸器，四十四天後轉入嬰兒房照護。新生兒中重度病房黃冠翰主任說，「從一開始沒有呼吸心跳到檢查一切正常、沒有因早產而有其他併發症，真的相當幸運。」

術後轉到加護病房的蘇女士，飽受漲奶之苦，囿於手術期間施予大量麻醉劑，醫護團隊當下不敢讓阿弟仔喝母奶，醫療團隊用心上網查證過程中，幸運碰到剛結束育嬰假返抵工作職場的護理師，基於同為人母的心情，主動提供乳汁外，還常利用工作空檔之間前往病床關懷，協助相關乳房護理衛教。

乳汁傳愛　接力守護圓滿的家

透過護理人員愛的串連，母乳從三樓送到六樓，讓阿弟仔吸吮營養的母乳，雖然餵的不是自己的乳汁，媽媽仍得到成就感與滿足感。護理職場上，看似不相關的照護任務，因為「愛的接力」展現動人的「護病情」。

三月一日，是阿弟仔滿月的大日子。醫護、志工團隊特地在他們的回診日精心安排一場慶祝會，邀請蘇女士與另一半帶著阿弟仔出席，蛋糕、鮮花與禮物一樣不缺，還有可口的素食餐點，電腦播放一幕幕大家為寶寶用心製作的成長影片與日記，護理同仁難忘揪心牽掛的時刻，邊唸邊哽咽，讓走過生死關頭的媽媽，忍不住感動落淚，爸爸則感恩醫護同仁無私的付出，才不致造成遺憾，留下破碎的家庭。

十年黑藥丸換來一身病

整理／曾秀英

儘管醫學再怎樣日新月異，對治療疾病這件事，很多人仍然會有「自己的身體，自己最清楚」、「西藥是毒，以毒攻毒對身體無益」等執著的想法，進而排斥治療，選用偏方。臺中慈濟醫院第一位從外島後送來的病人沈楊女士，花好幾百萬元買來路不明的「神仙藥單」黑藥丸，一吃就是十年，吃壞身體的結果是一場小小的感冒，差點要了她一條命。

二〇〇九年六月四日，五十七歲的沈楊女士病危，從澎湖國軍醫院後送來臺，搭機轉診到臺中慈濟醫院。整個病情發展十分離奇，起初是五月三十日的一場小感冒、氣喘住院，經施打抗生素治療，短短數日體力直線下降，病情持續惡化，陸續出現積水、肺炎、肺膿瘍、氣胸等嚴重併發症，甚至有敗血症狀，發出病危警訊。

跨海後送創首例　病情起伏不單純

當天下午，救護車將病人送抵臺中慈濟醫院，胸腔內外科團隊直接在急診接手，感染科、放射科醫師也待命。手術室裡，胸腔外科醫師先開刀清理胸部膿瘍，再由胸腔內科醫師接手照護，轉普通病房後，一度好轉；想不到幾天內，病情又是急轉直下，全身水腫並有右腳蜂窩性組織炎，加護病房幾度進出，感染科醫師用最好的藥緩解症狀，血管外科也加入照顧行列。

病情始終低空盤旋，讓群醫無奈，經多方檢查後，懷疑仍有潛在感染可能，神經外科醫師在脊椎部位清創之後，左腳竟也出現蜂窩性組織炎腫脹，用藥後再得到控制。但只要藥一停，馬上又不舒服，一吃東西就吐，血壓低到九十，連用升壓劑都升不上來，沈楊女士講話愈來愈模糊……

時任內科部主任的林忠義醫師，開始加入會診行列，從複雜的病情變化逐一探究原因，再一一排除，靈光一閃，他想到病人住院三個月，兩度用到類固醇藥物，都是症狀嚴重才用，一用就好轉，停用就又急轉直下，這種怪異的病情表現，元凶有可能是潛在的內分泌問題，馬上與新陳代謝科黃怡瓔主任討論，抽絲剝繭研判是腎上腺分泌不足引起，用藥後，病人病情立刻趨於穩定，整個人也往好轉的方向進步。

那麼多複雜的病混在一起，醫師最後能察覺到是內分泌的問題，又能處理好，真的很不容易。「在臺灣，最有可能引發『腎上腺分泌不足』的致病原因，是長期服用來路不明的藥物引起。」黃怡瓔主任說，這些不明藥物含有類固醇的可能性極高，長期服用這些藥物造成腎上腺素無法自動分泌，久而久之，連小病都可能引發嚴重的病症。經注射比較大劑量的類固醇，病人血壓升了、人清醒、也吃得下了。

病因源自不明黑藥丸

住院臥床近半年，沈楊女士終於能回家靜養，鬼門關前走一回竟是長期濫用藥物的結果，讓她乍聽之下很難接受，仔細想想確有其事，自己受子宮肌瘤、靜脈曲張困擾三十多年，因為害怕西醫而堅持不願動手術，聽信「神仙藥單」傳言偏方，長期託人到臺北一家從來沒有去過的中藥店，購買宣稱可以消炎、止痛的黑藥丸。

最初吃一粒就能有效止痛，因為藥效太顯著了，起初她也曾經質疑黑藥丸的成分，還曾經拿去化驗，因為沒有驗出類固醇，就開始放心大膽的吃起來，後來越吃越重，一天最高吃到十粒才能止痛。但沈楊女士仍對藥效深信不疑，「藥丸平均一粒六十元，每次買二斤一萬二千元。」服藥史前後超過十年，花了好幾百萬元以上，換來一身病，不但耽誤了治療的黃金時機，也使得身體健康每下愈況，還因為龐大的藥材費用支出，讓家庭經濟陷入窘境。

黃怡瓔主任指出，不要以為花錢去驗過沒有問題，就表示吃了沒有問題，有些藥物中的類固醇確實化驗不出來，所以有病還是應該看醫生，服用經過嚴格把關的藥物，才有保障。

大病一場終覺悟　同修走進慈濟門

經過生死交關的一場大病，沈楊女士說：「住在澎湖醫院的那四天，真像住了四個月……」當時想著，不知道還有沒有明天，非常憂愁。真相大白後，讓原本恐懼檢查室幽閉空間、疼痛，而排斥西醫的她，終於改變想法，慢慢克服障礙。

讓她最高興的是，另一半因為她的這場病，打開心門，真正走入慈濟。沈楊女士本身是慈濟澎湖的資深志工，另一半沈先生在六個月的陪病過程，眼看心愛的家人病情起起伏伏，身心煎熬「三天三夜都講不完，差點家破人亡！」體會醫療團隊極力搶救、法親用心、用愛的陪伴，感恩「如今還能有完整的家庭、師姊健康的身體，全都是慈濟給的。」而他臉上的脂肪瘤，拖了九年，也是前往大林，由現任臺中慈濟醫院的簡守信院長手術。

沈先生自詡「個性內向、木訥，出錢可以，但一直很排斥加入團體，師姊這場大病，就像春雷把我給敲醒，想法一百八十度大轉變，否則

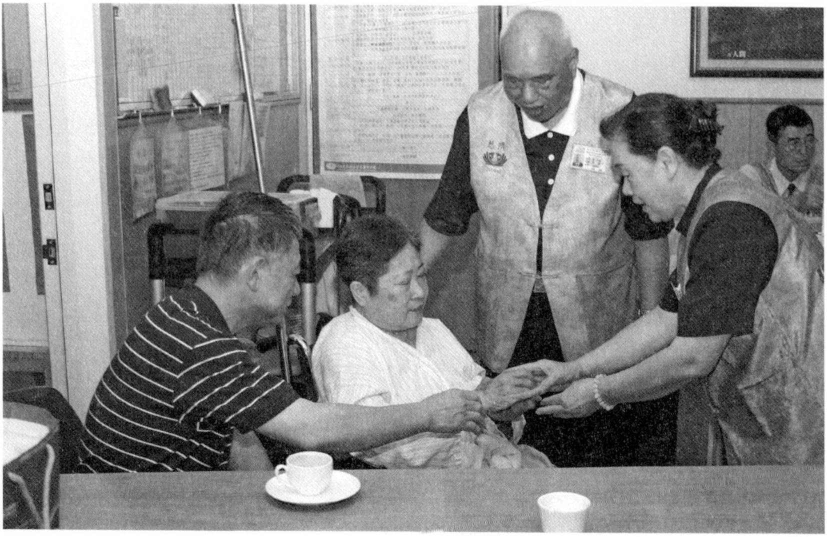

林玉雲師姊（右一）與朱以德師兄（右二），為沈楊師姊（左二）與沈先生奉茶。

今生今世很難踏進慈濟門。」一加入慈誠，成為環保志工，懂得做環保既可以運動又能救地球、賺歡喜，如今愈做愈滿心法喜，愈踏愈深，未來也要積極參與活動，真正成為慈濟大家庭的一員。

國際醫療首航
情牽兩岸

整理／曾秀英

臺灣開放觀光旅遊，帶動兩岸互動更加頻繁，來自中國大陸的李老先生，滿心期待的寶島行才要展開，竟突發極為凶險的腦幹出血。臺中慈濟醫院醫療團隊跟死神拔河，適時搶救保住一命，幸運的恢復清醒，惟因肺部舊疾加上中風影響呼吸功能，病情起起伏伏，臥床三個月仍未能脫離呼吸器。七十八歲的老人一心返回故鄉，簡守信院長指示克服萬難，並親自寫信給當地院長，鄭重託付病人健康，二〇一二年八月十五日完成國際醫療首航，也將慈濟醫療人文傳遞到對岸。

「歲數大了，想看看臺灣啥樣。」李老先生跟著大陸遼寧省當地的旅行團，二〇一二年五月六日來臺旅遊，七日晚間下榻臺中一家飯店，隔日準備參觀著名的景點風光，不料洗澡時跌倒失去意識，送到臺中慈濟醫院急診室已是八日凌晨。

遊臺中風　奇蹟醒轉

緊急會診神經外科醫師，檢查發現李老先生昏迷指數六分，右側手腳不會動；電腦斷層顯示，五西西的血塊占腦幹橫切面四分之一，影響面積達八成空間。根據資料統計，這類病人的死亡率達五成，就算能存活也有七成會成植物人，一開始的病情評估並不樂觀，但仍立刻給予藥物治療全力搶救。李老先生隔日睜開雙眼、恢復意識，能用點頭、搖頭溝通，實屬奇蹟。擅長中風治療的中醫部黃仲諄醫師，掌握黃金期加入團隊，進行急性期搶救。

李老先生的女兒趕辦手續來臺，在醫療團隊與家人同時照顧下，激起老人家想「快點好起來」的意志力，但病情仍是時好時壞，幾次幾乎要出現感染症狀，幸好都克服過來，一度嘗試拔管，一卡痰就馬上發燒、氣喘，只得先行氣切術，讓他呼吸不要那麼費力，並轉入呼吸照護中心病房。

復健科接力治療，李老先生的情況越來越好，不靠呼吸器的時間一度拉長到十六小時，原本以為很快就可以轉到普通病房，詎料又出現起伏，因高燒將進度再次打回原點。胸腔內科劉建明醫師分析背後的原因是，李老先生的左肺萎縮，肺部功能不如常人，加上中風又影響右肺運作，增加脫離呼吸器的困難度。

無私付出　視病猶親

類似的事情重複發生，讓家屬時喜時憂、夜不成眠，多次前往潭子大廟拜拜，為家人祈求健康。思鄉情苦的李老先生，情緒更是降到谷底，有時兩眼一閉，任憑家人聲聲呼喚也不理不睬，時間久了，連醫護人員也得猜他的想法。

為了替老人家解悶，亞急性呼吸照護病房王佳玲護理長格外用心，特別在呼吸照護中心設置床邊音響、電視。時任神經加護病房的陳秋珍護理長替李老先生打氣，下班後還特地來餵他吃荔枝，「大爺，你要快好起來，我推你坐輪椅上山去摘荔枝。」溫言軟語讓老人家特別高興。

八月八日父親節，照顧過李老先生的醫護人員抽空到呼吸病房探視他，送上祝福卡片，李老先生臉上滿是激動。更別說神經外科、胸腔內科醫師除必要醫療外，總是耐心說明病情，安慰老人的情緒。他的女兒看在眼裡說，相較起來，中國大陸在這方面的醫療人文還差得遠。

慈濟醫療團隊持續用心、用愛付出，看在李老先生女兒的眼中，除了感動，還是感動。但眼見呼吸器短時間內無法脫離，家屬決定帶老人家搭機返鄉，就近照顧。

國際醫療首航　處處有愛

協助帶著呼吸管的病人，從臺灣搭機跨海送回中國大陸，屬於國際醫療，相關事務對臺中慈濟醫院來說，還是頭一回，是要搭兩百萬元的醫療專機？還是協調航空公司拆航班機位？所有醫療器材得一一核對，以符合航機規定，病人返鄉後的居家照護設施，用哪些廠牌、電壓能不能適用，隨行醫護人員的護照、機票，甚至家屬簽證到期了，都得幫忙居中爭取延長，林林總總的大小事項，全都交由吳宛育社工師一手打點。

必須協調的單位，十隻手指頭也算不完，舉凡海基會、觀光局、移民署、航空公司與醫療設備廠商，手續之繁瑣複雜，沒經手過的人難以想像。但吳宛育積極聯絡一一克服，忙碌之餘仍不忘天天去李老先生床前報告進度，只為了讓他安心。

「在臺灣三個月，哪裡都沒去，對我來說，慈濟等於是代表臺灣的一個窗口，臺灣人給我的印象，個個都像慈濟人一樣真誠善良。」滿滿的人情味，讓他女兒心中有道不盡的感恩。上人來院行腳時，人文室安排精舍師父到床邊祈福。臺中慈濟醫院接駁車司機以自己父親的例子幫他們加油打氣，永遠不要放棄希望。來自行政同仁，甚至素未謀面的醫療志工常送來溫馨早餐、時令的端午節粽子、當季的新鮮水果，供陪病家人加餐。知道老先生最愛聽黃梅調與平劇，同仁幫忙把大陸電郵來的樂曲錄製成光碟，給他解悶。陪病的其他家屬更主動替他們張羅飯盒換換口味、分享防蚊藥品。

來自各方的愛心，讓李小姐一點一滴暖在心頭。「在我的心中，醫院同仁做的這些事，都要感恩上人。」李說：「在東北，從沒聽過慈濟，在臺中慈濟醫院天天看大愛臺，聽上人開示，有很大的震撼，當時院內展出『靜思語書畫展』有很多發人深省的話，其中『行孝、行善不能等』，讓我感觸良多。媽媽就是腦幹出血，四小時就走了，家人談起這件事都說，如果爸爸在大陸發病，也許早就往生了。爸爸從五月八日入院到八月十五日返鄉，是一段難忘的過程，但有機會行孝是福報，要不是跟慈濟結了這份好緣，可能也沒有能行孝的機會。」

「終於要回家了」，八月十五日清晨五時許，載送李老先生前往機場的救護車已到院待命，不到兩小時的車程，大爺的眼角沒乾過，心情之激動不言可喻。為此行前後奔波忙碌的社工師吳宛育親自送行，在機場與李小姐真情擁抱，送上臨別的祝福。

首次接下國際醫療任務的劉建明醫師、王昭閔護理師，明白在一萬多英尺的高空上，病人可能有瞬息萬變的情況，既得顧及病人的安全，又要面對截然不同於醫院的環境，在極短時間內摸索出頭緒，一路護送「壓力真的很大、很大。」，果真上了飛機，民航機上給氧設施異於一般器材，機位拆卸後，設置位置不夠理想，瀋陽當地的救護車，設備也都跟臺灣大不相同，這些出乎意料外的情形，讓他們上了一課，直到將李老先生平安送抵醫院，才終於放下心中的大石頭。

他們轉交簡守信院長致當地中國醫科大學附設盛京醫院郭啟勇院長的親筆信，隨函附上病歷摘要，鄭重的將李老先生交給他們的醫療團隊，也期待傳遞慈濟醫療人文，兩地醫護接力照顧鄉親，成為兩岸醫療典範。

淚眼接機　見證臺灣以愛為寶

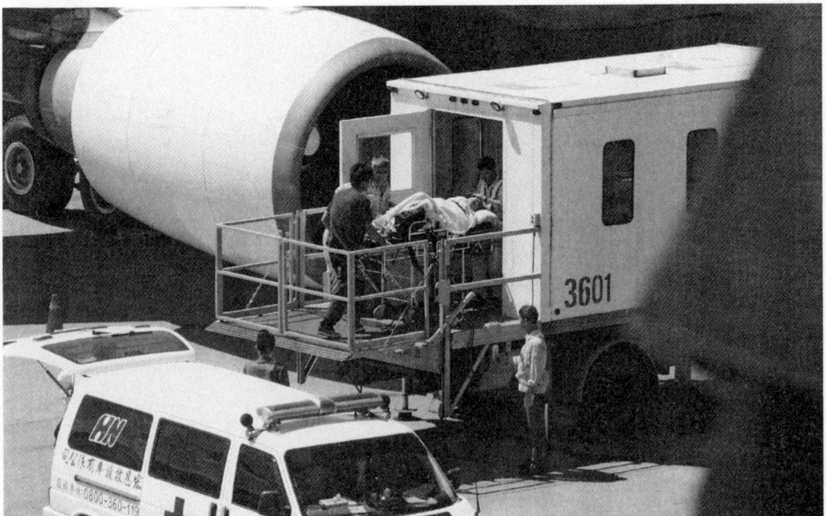

運載李老先生的救護車直接進入機場，透過專用設備轉入機艙。

在醫院迎接李老先生的親友人群，不下二十人，有家屬遠從黑龍江省，搭了將近十個小時的火車，只為了能見到終於回家的親人一面。躺在擔架上的李老先生，在醫院的加護病房外，與他們匆匆擦身，鼻子一酸，眼淚又掉了下來。親戚們你一言我一語的說著，本來以為李老先生在臺灣臥床三個月，恐怕都已成了皮包骨，想不到氣色還不錯，可見慈濟醫院十分盡心，聽李小姐講起慈濟的醫療人文，更是感激不盡。

從五月八日入院，到八月十五日返鄉，李老先生與家人歷經臺灣的春天、夏天到秋天，前後九十九天的醫療，對他們來說，是一段難忘的過程。而為期三天兩夜的國際醫療，將他安全送回故鄉，臺中慈濟醫院國際醫療首航，真正讓對岸同胞體會到上人所開示：「臺灣無以為寶，以善、以愛為寶。」

醫路我和你

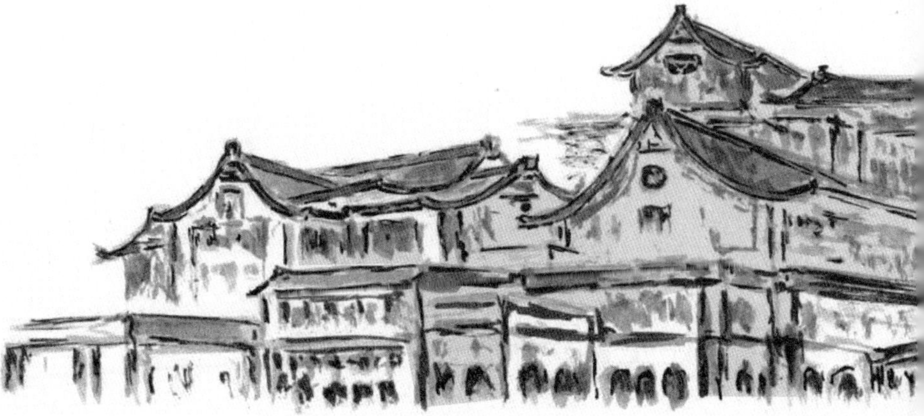

全球獨創技術
奠基耳鼻喉科

整理／謝明錦

二〇〇九年一月十五日，現職臺中慈濟醫院耳鼻喉科主任吳弘斌透過慈濟體系跨院合作，在世界中耳植入式助聽器手術權威義大利的培卓米（Millo Beltrame）與馬羅塔（Ortensio Marotta）醫師指導下，與醫療小組完成世界首創的「合併人工聽小骨與中耳植入式助聽器手術」，這是臺灣第二例中耳植入式助聽器手術，但技術已經大幅躍升，在只有零點五到二厘米空間下操作的手術，吳弘斌說，「這果真是高難度！當然，我們是不會放棄的。」

首創術式成功讓「耳骨硬化症」病人重拾聽力後，二〇一〇至二〇一一年，吳弘斌醫師應邀至瑞典、北京、雅加達、吉隆坡、上海、香港等地演講或示範手術，與同業分享他的獨創做法。更於二〇一一年六月赴大陸完成蘇州第一例人工電子耳，不吝輸出先進醫療技術，分享給其他醫師，幫助更多需要的病人。

獨創技術不吝分享　造福病人

吳弘斌說，幫大陸蘇州王小弟手術，讓他看到眾人的愛，緣起始於二〇一〇年底，慈濟醫療志業與當地醫院合作舉辦的一場義診，當時才一歲多的王小弟被發現是重度聽力障礙的孩子，一家三口靠當民工的爸爸在菜市揚擺蔬果攤的微薄收入度日，根本無力負擔龐大的手術費用，慈濟基金會評估後決定給予補助。

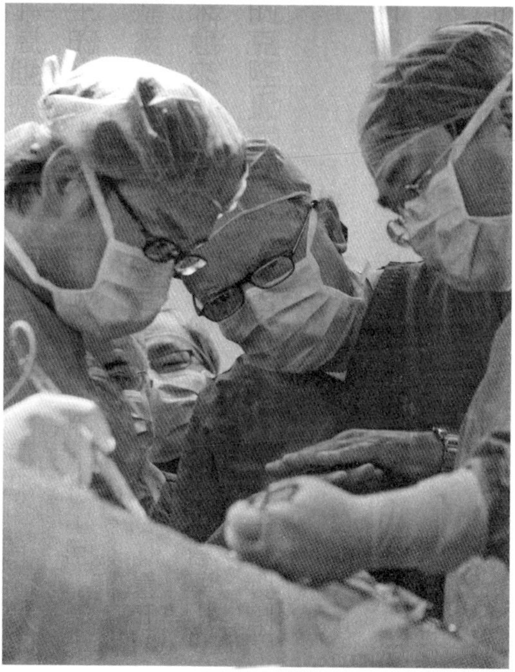

中耳植入式助聽器植入手術。左一：吳弘斌醫師，中：義大利醫師指導。

之所以能有這些成就，吳弘斌感恩服務大林慈濟醫院期間，有機會到澳洲學習人工電子耳相關技術，學成回國後成為雲嘉地區第一位「人工電子耳」專任醫師，轉赴臺中慈濟醫院任職，更領導耳鼻喉科團隊承擔搶救中部地區聽障民眾「聲」命契機重任。

「不放棄任何對病人有幫助的事，再困難都想辦法」，這是吳弘斌在慈濟醫療體系領受到的大愛精神，除實踐在病人，也落實在臺中慈濟醫院耳鼻喉科團隊的領導。他的老師「耳科學界權威醫師」許權振教授知道自己的高材生在臺中發展，決定從臺大退休後加入臺中慈濟醫院耳鼻喉科聽語中心醫療團隊，師徒之情也在這裡繼續延伸。

師徒攜手引進技術　精進醫療

吳弘斌的學生周一帆是慈濟大學醫學系第六屆畢業生，一樣在臺中慈濟醫院跟老師共事，周一帆說：「除了工作上的陪伴，老師（吳弘斌主任）也會砥礪我，是相當嚴格的。」周一帆表示，老師會把很困難的個案交給學生，讓學生從照顧病人過程學習與團隊合作，他認為這是學生能很快成長的途徑。

除了嚴格還有提攜，吳弘斌會鼓勵學生努力學習最新技術，像推薦周一帆到美國紐約、德國學習。赴國外學習新技術，周一帆必須在短時間裡歸零，調整心態，學習最新的治療技術，時間緊迫壓力極大，適應過程很辛苦，但周一帆感恩師長與醫院的栽培。因為這些技術一回來就可用在病人身上。像「經口內視鏡雷射手術」的應用，可以讓罹患下咽癌病人，經喉以內視鏡方式使用二氧化碳雷射廣泛切除原發腫瘤，再合併做脖子雙側淋巴廓清術，搭配輔助治療，成功保留聲帶，術後恢復良好。

其中一位病人是柔道教練，用心教學致使聲帶損傷說話沙啞，發現喉嚨異物感已近兩年，最後確診是「下咽癌」。檢查瞭解，腫瘤三公分左右，屬第二期，但雙側淋巴都有轉移，總體分期為四A。由於腫瘤尚未侵犯聲帶，採用保留聲帶的改良手術。這個想法也是考慮病人的職業特質，周一帆希望治療疾病也不影響他的日常生活。他說，頭頸部癌症好發年齡跟一般癌症不同，多為四十到五十歲中壯年，通常是家族經濟支柱，因此會衝擊家庭跟社會，能夠儘量保留聲帶起碼在職場家庭中與人溝通不會有問題。

還有一位十五歲小朋友，因為下咽肉瘤已經在醫學中心切除過，不幸復發，醫師建議「全喉摘除」，父親怎樣也不能接受年紀還小的兒子就此不能說話。知道臺中慈濟醫院有這個技術，想來試試。已為人父的周一帆醫師深切明白父親的著急，懇切與父親討論知道保留聲帶的重要，實施手術成功保留了聲帶跟外觀。很幸運地追蹤沒有復發，孩子也已經考上大學。周一帆高興地在早會分享這個個案，他說，做醫師最高興的就是幫助到病人。

病人擺脫病苦　醫師最大快樂

一樣是慈濟大學醫學系培養的孫傳鴻醫師，吳主任形容他很優秀：「書卷獎畢業，先去其他醫院繞了一圈，才知道慈濟的好，回到臺中慈濟醫院服務。」孫傳鴻說他從短袍到長袍、從花蓮到臺中，心路歷程有很大改變。尤其是作為年輕主治醫師需要建立自信，他提到一位慈濟師兄聲音沙啞來求診，他坦承告訴師兄在這個領域，自己可能不是第一名，可能不是最好，但願意一步一步檢查他的問題。孫傳鴻醫師感恩師兄全心信任，並配合所有醫療，讓他成功地以目前少有的手術方法處理他嗓音的問題。所以，孫傳鴻也發願要在「嗓音、喉

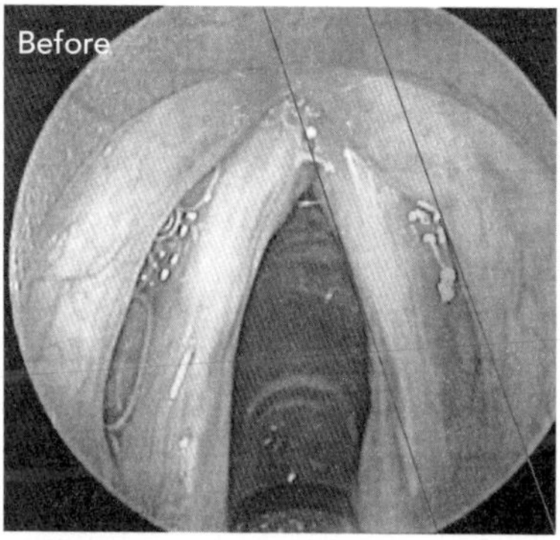

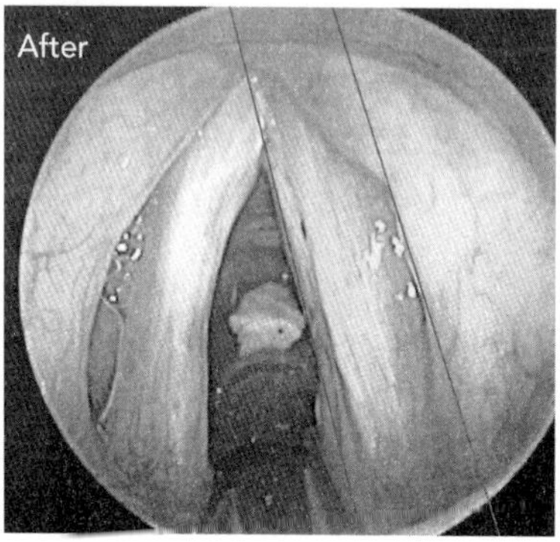

「微創甲狀軟骨聲帶整型術」術前與術後照片。

（圖片／孫傳鴻提供）

地區的鄉親。

嚨保護」領域上精進，回饋給中部

當然技術不是一蹴可幾，孫傳鴻也是經由吳主任安排到美國匹茲堡大學醫學中心音聲治療中心研習，從頭開始像一位醫學生，跟在醫學中心主任羅森（Dr. Clark Roson）身邊，從臨床問診、看門診，到手術房、門診中心治療室學習，他形容，彷彿是偵探福爾摩斯，對病人每個細微資訊，及任何臨床症狀抽絲剝繭。而且必須「有一分證據說一分話」，得想盡辦法透過儀器看清楚

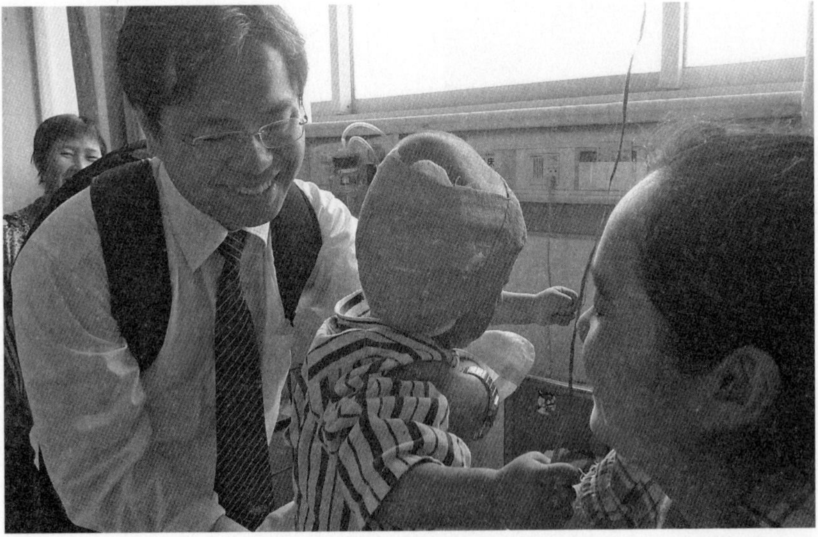

蘇州第一例接受人工電子耳的王小弟手術順利，吳弘斌醫師返臺前再特地到病房去探視他的恢復狀況。（攝影／金纙）

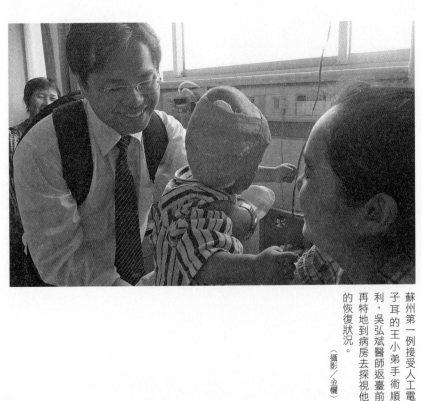

聲帶裡的每根微血管。進行治療，也是每位病人都有一套獨特的治療方針。羅森主任教導「如果真的要治療好一位病人，醫師必須要站在他的角度，穿上他的鞋，才能夠提供最好的治療方針」。

孫傳鴻領悟：聲音受損的老師來求診，醫師告訴他，聲帶要休息，接下來每天都不能講話，一位必須授課的老師根本做不到。所以，身為喉科醫師，除了要科學的瞭解病人問題，更要真心從病人角度出發，知道如何幫他，制定專屬他的治療計畫。

習得的先進技術很快就應用在病人身上。一位六十歲歌藝不錯被朋友封為「歌神」的謝先生，因「聲帶溝」問題聲音漸漸沙啞，被宣告「聲音沒救了」，而退出朋友歌唱圈，頓時覺得人生無趣，人際關係也日漸變差。直到因感冒求診，詢問「聲音是否有救」？孫傳鴻醫師用內視鏡喉閃頻檢查，透過音聲頻譜儀分析複聲頻率及震幅雜亂程度，診斷的確是很嚴重的「聲帶萎縮合併聲帶溝」。慎重與病人討論以後，把握侵入性很小，且不會在聲帶表面留下傷口造成二度傷害的原則，實施「微創甲狀軟骨聲帶整型術」治療，從甲狀軟骨正前方開零點一至零點二公分小洞，用顯微手術器械剝離聲帶表層黏膜和聲帶韌帶沾黏，重新置入脂肪再填實。術後，謝先生說話聲音從嘶啞慢慢變清亮，幾乎沒再嗆咳，複聲情形也明顯改善，接著參加嗓音治療課程學習正確發音方式，聲音品質大大改善。總算漸漸找回一起唱歌的朋友，恢復歡唱時光。

臺中慈濟醫院耳鼻喉科團隊在基礎中持續精進，像周一帆說的，吳主任常問：「滿意現在的樣子嗎？」老師不只跟學生討論生活，更希望精進醫療專業，這樣的職場，確實有壓力，周一帆發現每年才到八月，就要規劃隔年年度計畫，他看到吳主任過去規劃，每年完成度都超過八成，他覺得相當難能可貴。周一帆與團隊醫師都相信，可以看到整個科的成長與培育後進的能力，將來必然成為病人信賴的醫療科。

睡眠障礙治療 助你尋夢鄉

撰文／邱國樑（臺中慈濟醫院內科部主任）

五十多歲的賴先生每天睡眠超過十小時，但白天依舊嗜睡，坐下來看電視、看報紙就想睡，幾乎總是在睡眠狀態。經睡眠檢查，觀察腦波波形、呼吸以及氧氣指數的缺氧變化，搭配心電圖與肢體監測，發現他整晚停止呼吸超過十秒鐘的次數近二百次，高於正常人的十倍以上，屬「重度睡眠呼吸中止症」。

跟賴先生相反，一位五十歲的退休女老師則是完全沒辦法入睡。原來是因為她的舌根肥厚，躺下來會擋住呼吸道，以致於無法呼吸引發失眠問題，隨著年紀增長、肌肉鬆弛，無法入睡的情形愈來愈嚴重，她最害怕夜幕低垂的時分，「大家都要睡了，我卻得一直醒著，怎麼辦？」十幾年來「求睡若渴」，最難過時甚至會想「如果能一覺不起睡到永遠，也甘願！」

半夢半醒二十年　繞地球半圈得解答

三十五歲的陳先生更嚴重，睡眠障礙病史長達二十多年，治療繞了地球半圈病情才獲改善，那段止不住睡意的日子，無奈又無助，簡直是一部旁人難以理解的血淚史。

大約是從國中開始的吧，當時的陳先生還只是陳小弟，就算是大白天搭車、上課，或是在家看電視、用電腦，總是沒一會兒的時間，眼皮就不由自主沉沉地閉上，搭公車坐過站是常事，最後得靠司機幫忙叫醒他。

控制不住的睡意，讓他的成績一落千丈，求醫也找不出原因，家人以為他是學習困難，為此移民加拿大，念書時，曾經發生過白天「猝倒」情形，突然全身無力，幾秒之內無法動彈。加拿大屬於醫療先進國家，當地的醫師診斷他得了一種稱為「猝睡症」的疾病，依當地法律，基於這是無法保持清醒的身心障礙疾病，為避免危害其他人的生命，被嚴格規定不能開車，儘管如此，陳先生的問題仍然未得到有效的改善。

打工做麵包時，邊做邊打瞌睡、跟同事講話不到五分鐘，就突然進入夢鄉。晚間總是很容易入眠，但常睡不到兩小時就被驚醒或產生鬼壓床等幻覺。

成為社會新鮮人後，陳先生返臺就業，也開始他生命的另一種考驗。因為無法長時間保持清醒，注意力不易集中，常在上班時打瞌睡，

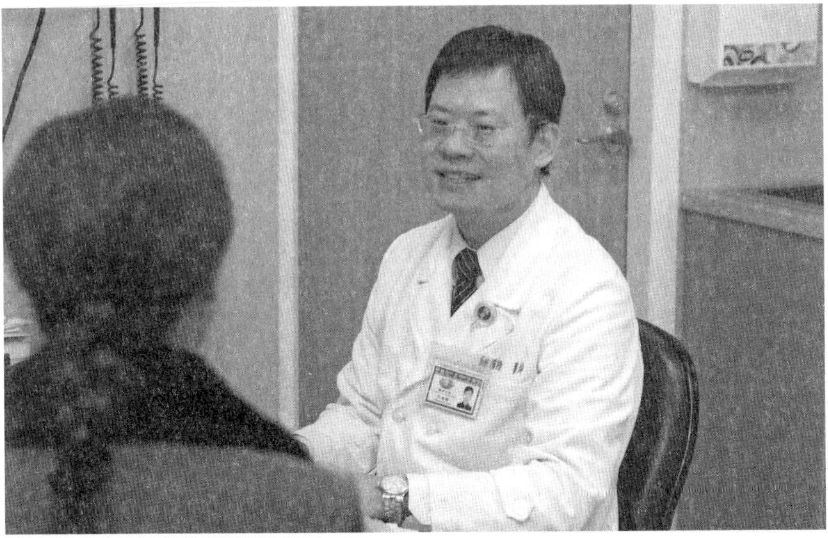

內科部主任邱國樑醫師。

同事們紛紛投以異樣眼光，他受不了閑話，卻又不知道從何說起。

「晚上要早點睡，上班才不會不專心。」這是客氣一點的提醒。八卦一點的半帶揶揄問他：「小陳晚上都在做些什麼？怎麼精神那麼差？要注意自己的身體，不要太操哦！」還有政治導向的人則私下猜測：「小陳一定有堅強的後臺，不然怎麼敢公然的在上班時間大睡其覺？」

這些看熱鬧的人不知道，其實「電影院的燈光一暗，眼皮也就跟著閉上了。」陳先生從頭到尾看完一場電影都難，劇情永遠只看到一半，生活中幾乎沒有讓他足以維持清醒的事，痛苦可想而知。

在友人介紹下，陳先生到臺中慈濟醫院求診，經仔細詢問他的病史與睡眠檢查，發現他同時發生包括：猝睡症、睡眠呼吸中止症與夜間肢動症三種睡眠障礙症狀，這種情形十分罕見。

猝睡與基因有關　非中邪無靈異

先從「猝睡症」講起，病因通常跟基因有關，因為基因中某些型態上的特殊性，導致缺乏某種神經荷爾蒙，腦下垂體本來應分泌的清醒素分泌不足，以致病人不易維持清醒，容易在交談、工作中猝睡，甚至嚴重的人，開車也會睡著，發生車禍。但並不是每個帶有這個基因的人就一定得病，也有些病人帶有後天的因素，詳細成因不瞭解。絕大部分的猝睡症是在青少年時候發病，偶爾會在四、五十歲才發生，更老時發生機率相對更小一些。

研究顯示，猝睡症發生率平均一萬人為一到五個，目前在臨床上遇到的案例，很多都是在各科遊走，最後才到睡眠中心治療。

猝睡症的特徵之一是，有些猝睡症病人會出現睡眠麻痺症（俗稱鬼壓床），一旦進入睡眠，身體像進入類似夢境，突然醒來，身體卻是麻痺、不能動的狀況，有些人將此視為靈異事件，稱之為鬼壓床，其實並不會有傷害性，只要放輕鬆，短短一兩分鐘通常會恢復正常。

猝睡症另一種特別的症狀是，在睡眠中有幻覺，剛要入睡或快醒來的時候，感覺聽到有人說話、或夢境鮮明，好像是真的發生，這跟腦部功能在睡眠障礙中發生的異常反應有關，這些人睡眠時出現麻痺、幻覺，會以為中邪，尋求民俗療法，其實，這只是猝睡症的一種症狀，與中邪與靈異無關。

睡眠呼吸中止　影響精神需治療

「睡眠呼吸中止症」是除了失眠外最常見的睡眠障礙，一百人中約有四到九人罹患，盛行率跟氣喘病的比率差不多，相當全臺灣有數十萬到近百萬人，沒有辦法好好從睡眠中得到充分的休息，症狀嚴重的人長期睡眠品質不佳，可能併發各種身心疾病，是健康潛在的危機。

依嚴重度分輕、中、重度三個等級，每次連續呼吸停止十秒以上，為不正常現象，稱為呼吸中止。每小時發生五到十五次之間為輕度，十五到三十次之間是中度，超過三十次則屬重度。中度級以上病人就需要積極治療。輕度病人看症狀，如果有影響到精神與作息，甚至合併有心血管疾病的病人，也需要治療。

這種病人睡眠期間身體不只處在缺氧狀態，而且腦部無法得到足夠的休息，睡覺時吸不到氣就會反射性地掙扎著呼吸，是人體生理正常的防衛機轉，一直忙著呼吸當然不可能睡得安穩，所以怎麼睡都睡不飽，很多人因此白天精神差，脾氣容易變得暴躁，國外曾有研究顯示，睡眠呼吸中止症的病人，車禍發生率是正常人的六、七倍。

高達百分之九十八的睡眠呼吸中止症病人會打鼾，嚴重的病人通常會合併有心血管疾病，包含高血壓、心肌梗塞、心肌缺氧、中風等併發症，可見鼾聲如雷的背後，潛藏嚴重的健康問題。

夜間肢動症　缺鐵或腎功能不佳

「陣發性夜間肢動症」通常是一種良性的病變，只有在睡眠中有反覆不自主的肢體抽動（如大姆趾、手指等）。在臨床上發現可能與缺鐵、缺乏葉酸、維他命Ｂ12、腎功能不佳等成因有關，因而導致神經傳導異常，少部分人則跟腦部退化有關，或是巴金森氏症的前期表現。排除腎功能不好、缺鐵等因素後，再看對睡眠影響多大，如果困擾很大，影響睡眠，就用藥物來控制。

陳先生的陣發性睡眠肢動症，經檢查後排除生理機能異常，代表是原發性的不自主腳抽動，太嚴重時也會干擾睡眠。

體重勿過重　壓迫導致呼吸中止

陳先生同時還患有「阻塞型睡眠呼吸中止症」，主要的原因是體重過重。因為身高一百七十八公分，體重一百二十公斤，而有體重過重問題，因而造成呼吸道較狹窄，睡覺時一旦身體放鬆，呼吸道周邊組織因為太重撐不住，就會受壓迫而造成阻塞，導致呼吸中止，此時身體掙扎要呼吸，怎麼睡都不安穩，同時呼吸中止時會導致缺氧，長此以往下去，也會容易出現心血管疾病等其他併發症。

對症治療　三障礙一一排除

一個病人同時出現三個睡眠障礙疾病並不多見，每個都要處理好，才能真正改善陳先生的睡眠。類似這種特殊複雜的疾病處理，正凸顯了睡眠醫學中心存在的必要性。透過縝密、層層過濾的檢查找出、處理問題，確診後訂定出適合的治療方向。

「猝睡症」除了影響工作、學習，易致駕駛交通工具、操作機具的危險之外，係屬良性病變，並不會像高血壓、糖尿病產生嚴重的併發症。治療方式是使用中樞神經興奮劑，讓病人不容易睡著，維持清醒，令其生活、工作時不受影響，比較不會有危險性，並隨著症狀嚴重度來調整藥物。透過用藥，陳先生的嗜睡就有明顯改善。

此外，調整生活作息也很重要，建議陳先生一小時有十幾分鐘補眠、小睡，想維持較長時間清醒就吃藥。國外研究顯示，有些人在生活習慣調整之後，中年後的猝睡症狀比較不明顯，也不必一輩子都吃藥。

針對「睡眠呼吸中止症」部分，目前最優先的治療，是採用「陽壓呼吸輔助器」（簡稱CPAP），來解決呼吸道阻塞與缺氧問題，讓睡眠品質先得到改善，但這仍是治標。治本則要靠減重，以減低對呼吸道的阻塞。另外有些病人因為生理構造異常，可以做上呼吸道手術，切除阻塞的部分，或是考慮做止鼾牙套治療，打開呼吸道。

「陣發性夜間肢動症」不算少見，一旦發現有缺鐵貧血、腎功能異常，可做補鐵治療，腎衰竭則採洗腎治療會改善。如果找不出原因，就要看症狀影響生活、造成睡眠障礙有多大的影響，如果很嚴重，可以用藥物抑制腳抽動，改善睡眠，但多數症狀輕微，並不會干擾到睡眠，也就不必治療，陳先生就屬於這一種，加上處理前兩個問題後，睡眠狀況改善很多，這個部分觀察即可。

幾個月治療下來，陳先生的同事發現「瞌睡蟲」變得不一樣了，更積極、也更有精神，找到與疾病和平相處的方式。治療後的他，可以開車了，還從本來的內勤，轉為負責公司海外業務，搭飛機出國、看完一整部電影都不是問題，終於能擁抱清醒的人生。

四成人有失眠困擾　先看身心科

睡眠是宇宙萬物賴以延續生命的必要生理機能，所謂日出而作、日落而息，以人類每天八個小時的就寢時間計算，人的一生至少應該有三分之一的時間在睡眠中度過。

但研究顯示，近四成的人終其一生或長或短都曾經遇到失眠的症狀，因為失眠、睡不著而找身心科開安眠藥的人，所在多有。雖然失眠不會直接危及生命安全，但卻嚴重影響生活品質，睡不著會讓人感到焦慮、煩躁不安，長期失眠的人甚至會覺得生不如死。長期睡不好，容易精神不集中，而在駕駛交通工具或操作機械設備時發生意外，造成家庭社會的重大損失。因此失眠症是需要重視的。

按症狀來區分，失眠可分為入睡困難型、不能持續型和早醒型。若按失眠的持續時間來計算，則可分為短暫性失眠（少於一周）、短期性失眠（一周至一個月）和慢性失眠（長於一個月）。此外，還可按失眠的原因區分為生理性失眠、心理性失眠、病理性失眠和藥物性失眠等。

目前失眠的主要療法除了藥物治療，還包括心理治療和行為治療，尤其是行為認知療法，經實證研究證實可長期使用，效果與安眠藥物一樣，但可免去長期服用安眠藥的潛在副作用如成癮性等，且是長期有效、又可自我施行的方式。

失眠的原因分急性與慢性，身心科醫師透過觀察找出原因，慢性失眠必須探究是屬於壓力等心因性原因或是氣喘、腰痠背痛等身體疾病因素造成。如為心因性、原發性的失眠，應從藥物或是認知行為治療下手，透過衛教建立對失眠的正確認知，學習簡單的身體放鬆、生理回饋的技巧，以排除睡眠困擾。

一般失眠病人可在身心科治療，找出導致失眠的身心問題，排除單純的失眠後，可考慮轉介睡眠醫學門診或是睡眠中心，來安排睡眠檢查，以找出其他睡眠疾病導致的失眠。

睡不醒或睡不著　睡眠障礙二百種

舉凡睡太多、睡太少，睡眠時間正常卻又合併其他疾病，都屬於「睡眠障礙」，相關疾病多達二百種以上。睡眠障礙雖然不會致命，卻能影響生活品質、人際關係，多數病人久而久之引發身心併發症。

孩童的睡眠障礙　多隨年齡自動痊癒

臨床上，有五歲小朋友罹患「睡眠中的節律性運動症」，從四、五個月大開始，在睡眠中就像吃了搖頭丸一樣，出現節律性頭左右晃動搖擺的症狀，兩歲後更明顯。這種疾病大部分在幼兒時期就發生，症狀也輕微，多數先由小兒科醫師排除一些嚴重的腦部疾病，比如說癲癇等，大部分這種疾病的孩子在大一點（譬如進入小學後）慢慢會改善，也不必治療，只有當腦部、肢體晃動太厲害，造成肢體的損傷，或是睡眠障礙對生活產生干擾，治療上就會建議用一些中樞神經鎮定劑，像安眠藥之類或是抗癲癇的藥物，減低腦部不正常的神經的放電。

成立睡眠醫學中心　多科齊顧好品質

總之，睡眠障礙是一個複雜的問題，包含許多疾病，有時需要多科一起合作，臺中慈濟醫院落實「以病人為中心」的醫療服務，在發展跨科部整合性醫療為目標下，於第一院區規劃「睡眠醫學中心」。在睡眠醫學基礎上，推動預防醫學及健康促進服務，未來發展睡眠呼吸中止症的研究、聯合門診的設立，包括：耳鼻喉科、神經內科、身心科、心臟科、兒科以及牙科的參與，藉由跨科部團隊合作，提供整合性醫療，持續朝向醫學中心級的睡眠醫學中心發展，用心、用愛來守護每個人的生命與健康。

面對克隆氏症「做別人不願做的」

撰文／曾秀英

「怎麼會有人會想宣導治療這個病？」在亞洲相對罕見的克隆氏症，需要大腸直腸外科專業而長期的治療追蹤，部分醫療機構將它歸類為既麻煩又不好賺的病症，病人也被視為不受歡迎的一群，臺中慈濟醫院創院不到五年，收治克隆氏症個案數目年平均超過歷史悠久的醫學中心，還不時發布新聞宣導，讓新進醫師大感不解。

臺中慈濟醫院啟業十年，大腸直腸外科邱建銘主任也照護克隆氏症的病人十年了。那一年……

以病為師建立治療模式

邱建銘主任的首位克隆氏症病人陳先生，於國三發病，剛開始只是經常感到腹痛，升上高三時，肛門附近發現膿狀液體，甚至不時出現血便，開始積極求醫，被診斷出罹患克隆氏症，大學四年北上求學的過程中，幾乎可說是忍「痛」度日。

二〇〇七年底，陳先生到臺中慈濟醫院求診，他已與疾病纏鬥了七、八年，當時年僅二十三歲的他，身高一百六十七公分，體重不到三十五公斤，由於長期腹瀉、小腸發炎，胃口不佳導致嚴重營養不良，到院前三天，幾乎無法進食，整個人軟趴趴的躺在床上，連偶爾下床行走都需要家人從旁攙扶，體重更是直直掉，平均兩天減少一公斤，奄奄一息的模樣讓人不忍卒睹。

三十三歲的上班族鐘先生，經常性腹瀉，拉肚子好幾年，都當成腸胃不適治療，病情每下愈況，「腸子好像被人用雙手抓著，扭毛巾似的扭個不停，整天狂跑廁所。」一天跑廁所記錄最高十二次，導致工作與生活作息大亂，體重也愈來愈減輕，身高一百七十一公分，體重掉到四十三公斤，他也是克隆氏症病人。

確診罹患「克隆氏症」四年後，症狀仍持續惡化，肛門附近的潰瘍，越來越嚴重，已形成瘻管，傷口反覆發炎，屁股整個腫起來，還會一直流血，睡覺都要趴著，腸道肌肉無法控制，稍有便意，連五秒鐘都等不了，曾經當街弄髒褲子，迫不得已，連日常生活出門都得開始包紙尿布。

正值事業起飛的年齡，鐘先生因無法長期站立，只好辭掉工作，包了尿布的大男生，根本沒辦法穿一般褲子，遑論參與社交活動，最後痛到連走都走不了，幾年的病痛折磨，把一個年輕人的鬥志給消弭殆盡，身為長子的他，想到自己得到的又不是癌症，一生竟然就此完蛋，他不明白「怎麼會那麼誇張？孀居的媽媽未來要如何依靠他奉養？」他再也忍不住流下傷心的男兒淚。

另一位莊先生，三十二歲那年，甫新婚兩年，接連喜獲兩女，正值青壯年的他，正是為家庭拚經濟的時候，腹部突然莫名絞痛到全身冒冷汗、無法入眠的地步，跑遍大小醫院診所，被當成腸沾黏處理，病情反覆發作，食物一下肚，即使是流質都會引發腹部嚴重絞痛。

「拉肚子拉到人整個都快虛脫。」一百七十公分高的他，多年保持七十二公斤重，一場病下來體重狂掉，半年多整整少了二十五公斤，最輕時僅四十七公斤。心疼的

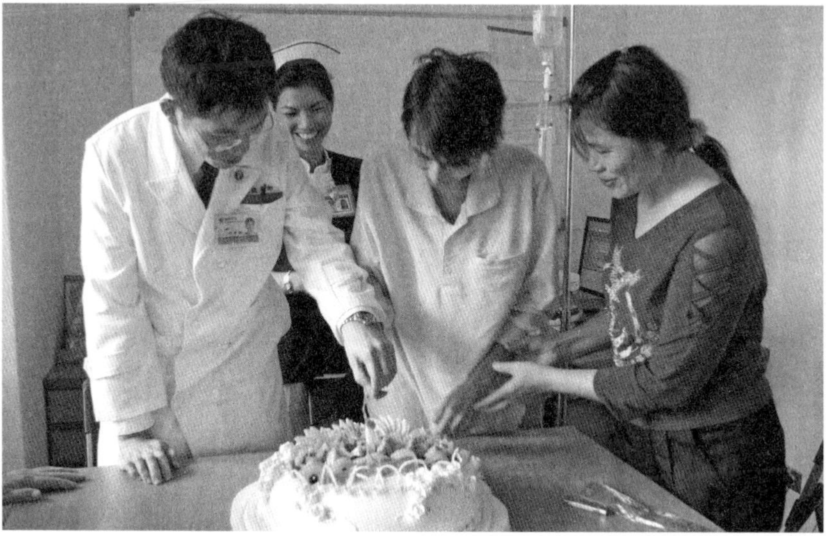

大腸直腸外科邱建銘主任為莊先生慶祝重生。

家人從醫療機構到求神拜佛，花費無數金錢與時間，仍只能看著他體力愈來愈虛弱。莊先生說，當時次女才出生，他躺在床上聽見孩子的哭聲、看著生產不久的太太，辛苦奔忙，連想幫忙泡個奶粉的力氣都沒有，眼淚就禁不住滑落。

在人生不同的階段發病，這些病人經歷同樣的痛苦，也幸運的在臺中慈濟醫院得到重生。邱建銘主任診斷、確診，量身訂做各自不同的治療計畫，持續的追蹤、治療，讓他們成功回到工作職場，看見生命的新希望。

「誤打誤撞的一頭栽進去」，從無到有累積治療克隆氏症的經驗，一路下來，病人愈來愈多，邱主任坦言「以病為師」，無心插柳開創出一個新的視野，找到可供鑽研的領域，不只病人好，醫師自己的收穫不亞於病人。

邱建銘坦言，以前對克隆氏症的認知，其實一知半解。回想還是一家醫學中心第一年的住院醫師時，曾在一位腸絞痛病人手術過程中，發現右邊大腸的不明腫塊，腹腔鏡看到全都是沾黏，迫不得已剖腹打開整個肚子，驚覺腸子中間有好多一節一節的狹窄，因為是從未碰過的「怪病」，當時拍了很多照片，但指導老師也不知道該怎麼處理，只好先把壞的地方切掉，送病理科化驗。累積三十年資歷的病理科主任，也從來沒見過這類案例，即使一度懷疑可能是克隆氏症，卻因並不符合肛門瘻管症狀，最後病理報告是模糊其詞的「慢性纖維化」。

「克隆氏症」（Crohn's Disease）是自體免疫疾病，是全層腸壁發炎的慢性疾病，常見於年輕男性，發生原因不明，有時候會被誤認為是大腸激躁症、潰瘍性大腸炎或其他腸胃疾病。病人白血球（巨噬細胞）發生異常，攻擊小腸、大腸以及肛門組織最多，同時可能併發一些自體免疫的症狀如關節痛等。病人的小腸、大腸常一段一段潰瘍、狹窄甚至阻塞，也常會出現長期腸絞痛、腹脹、腹瀉、體重暴減、全身性營養不良導致嚴重水腫，合併複雜性肛門膿瘍瘻管，臀部多處生瘡化膿疼痛，令病人坐立難安，嚴重的還會血便、流膿，營養無法吸收造成骨瘦如柴，是最典型的特徵之一。這種腸胃道慢性發炎疾病雖然不會馬上致命，但卻讓人痛不欲生，最糟糕的是，國內具有治療經驗的醫師有限，如果處理方向不對，後續治療也很棘手，病人常被當人球踢來踢去，讓他們的病痛，苦上加苦。

病情失控險夢碎　爭取放寬用藥限制

三十四歲的林先生就是命運多舛的病人，本來在餐廳當廚房助手，有一年的除夕夜，半夜突發腹部絞痛，痛到像刀在刮，送醫緊急開刀，發現腸道一節一節出現狹窄，切除一百五十公分有問題的腸道後，確診是克隆氏症，但他的吸收已明顯變差，體重也從原本的六十公斤，一路下滑，日漸瘦弱的他，沒辦法再回到職場。

首次接觸林先生，是他病情再度失控，住進加護病房時，邱建銘主任形容他「瘦得像木乃尹，狀況極壞，可以用『九死一生』形容，即使病況差到不開刀不行，體重卻輕得動不了手術！」住院打營養針一個月，補足體力才有開刀的本錢，術中發現，腸子腫脹導致阻塞、穿孔，還有多處膿疱，進行多段小腸整型後，好不容易照顧到出院，他得以重新跑步、登山、打球、騎摩托車，「就像正常人一樣」，體重慢慢回來，林先生開始對未來有了憧憬，甚至期待還能有再工作的一天。

克隆氏症屬於自體免疫問題，發生原因不明，因為白血球抵抗力不協調，而導致白血球自己去攻擊腸胃道，導致腸胃道一節一節的發炎，引發肚子絞痛、腹瀉。病情惡化後，腸道愈來愈狹窄，造成腸阻塞，更嚴重的話會造成腸子一節節破洞，即使切除患部腸子，還是會反覆發作，是很棘手的疾病。

臺中慈濟醫院建立的模式是由大腸直腸科與風濕免疫科醫師攜手合作，開刀解決腸道問題後，協助病人申請生物製劑以控制病情，然而，囿於健保給付規定，使用四十周的藥物治療後，一律得停半年，才能再申請，期間，林先生的申請被退回，讓林先生的病情再度失控，他的夢想宣告破滅，著急的家人帶著他四處求醫、問佛，繞了一大圈，花了不少錢，一百六十五公分高的他，體重僅剩三十一公斤，全身乏力，行動只能靠輪椅，最後只得再掛急診求醫。

「在急診室看到一度好轉的林先生，整個人有氣無力，病情加劇。」邱建銘主任十分不捨，「這次情況更加嚴重，不但腹部破出三個洞，冒出膽汁、糞水，小腸也穿孔破到膀胱，糞便隨尿排出，細菌引發泌尿道敗血症！」他說。

林先生當時已非常瘦弱，整個營養狀態很差，即使再努力照顧，傷口感染等併發症，早已在術前預期之內，醫療團隊計畫先調整他的身體狀況，再與泌尿科醫師聯手開刀處理膀胱問題，術後為脫離點滴，又花了一個多月調藥，改善他的進食情形，前後住了百餘天才放心讓他出院。

儘管如此，這次手術還是不得已再切除林先生三十公分的腸子，針對已經剩不到一百公分腸子的病人，不忍病人受苦的邱建銘主任，急得大聲疾呼，他說，克隆氏症病人本來就會復發，林先生的腸子不到正常人的三分之一，吸收消化的功能已在臨界點，無法承擔再出任何差錯，呼籲健保局放寬這類接近短腸症病人給付，否則最後仍將是社會沉重負擔。最後成功爭取到審核標準放寬，終於讓病人能再擁有逐夢的權利。

克隆氏症病例逐年增加　應未雨綢繆

邱主任指出，西方人常見的克隆氏症，在歐美國家需終生施打生物製劑，臺灣罹患克隆氏症病人這幾年來愈來愈多，國內規定使用四十周就要停藥，之後再申請，還要看能不能通過，多數病人依健保規定停止生物製劑後，還可以使用其他的免疫製劑，但林先生的小腸沒有本錢再破，一旦申請被退回，一來一往，治療的黃金期就被耽誤了。他擔心，下次不知道能不能再那麼好運，能順利脫離點滴，萬一不幸發生最糟的情形，可能餘生都得靠營養針維生，生活無法自理，又得多出家人二十四小時陪伴照顧，加上醫療支出，其實是社會更大的負擔。

克隆氏症國外流行率十萬分之十，在臺灣相對罕見，目前健保局登錄資料全臺僅五百人，與日本三十年前的比例一樣，值得注意的是，日本近年來罹病人口比例快速增加，病人數量已是三十年前的幾十倍之多，由於臺日的現代化進程趨勢相似，臺灣近年來，克隆氏症病人也有逐年增加情形，目前的好發率為十萬人中約有二到三個，整個臺灣地區總發病人口不超過一千人，且好發於年輕人，邱建銘主任推估，臺灣未來二十年內可能有數千位病人，嚴重時會出現腸阻塞等，演變為大腸癌的機會是一般人的七到八倍，未來二十年內可能發現數千位病人，醫療機構應未雨綢繆早做準備。

臺中慈濟醫院啟業十年時間，克隆氏症個案數直追歷史悠久、規模龐大的醫學中心醫院，讓人不解：「為什麼一家區域教學醫院，會有那麼多克隆氏症的病人前來求診，進而建立專長領域呢？」邱建銘主任表示，原因無他：「別人不願意做的，慈濟醫院最適合承擔，」因為「慈濟醫院的醫療團隊不怕麻煩。」讓長期被當成人球的病人終於在這裡找到歸宿。

「克隆氏症病症複雜，必須搭配腸胃科、放射科與風濕免疫科，而手術治療從盲腸、大腸到最困難的肛門瘻管在內，可以說是大腸直

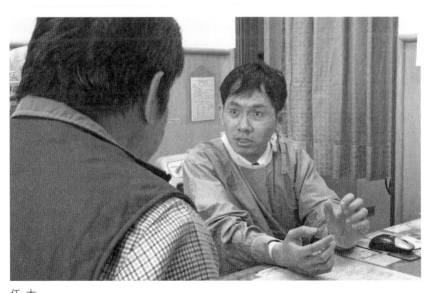

大腸直腸外科邱建銘主任。

腸外科手術的總考試，集各種技巧之大成，只要任何一個地方不熟悉，就可能踢到鐵板。」邱建銘主任一開始當然也有壓力，但是從來沒有考慮是否收治病人的問題，因為「用心就是專業」，也基於「能幫病人儘量幫」的心情，久而久之累積經驗，就更能駕輕就熟的擬定治療計畫。

如果不是到臺中慈濟醫院，病人大好的人生可能就此畫下句點，也不可能有重回職場，追逐夢想的機會，但畢竟是伴隨終生的慢性免疫疾病，邱建銘主任說，「家屬的愛與陪伴是病人的最佳良藥。」鼓勵病友永遠不要放棄自己，把病養好就有勇敢逐夢的本錢。

無奇不有　人體石頭記

諮詢／泌尿科蔡宗訓醫師、肝膽腸胃科蔡松茂醫師、胸腔內科邱國樑主任、牙科鍾先揚主任、眼科林晉良醫師
整理／臺中慈濟醫院公傳室

五十八歲的潘女士，在建築工地工作，腸胃不適一年多了，原本吃吃胃藥或是到社區診所拿止痛藥服用就會好轉，但這一次胃痛發作，潘女士忍了半個多月，痛到全身乏力，被家人送到臺中慈濟醫院。

肝膽腸胃科廖光福主任替她做胃鏡檢查找到胃痛的原因，竟然是胃裡長了石頭。也就是「胃石」。從胃鏡拍下來的影像，「胃石」看起來還真有點像是閃亮亮的黑鑽石。

廖主任建議她先喝可樂「消石」。兩周之後再檢查，胃石一度變小；但潘女士因不適症狀減輕，就沒再繼續喝可樂，兩個月後回診再做胃鏡，胃石竟然

愈來愈大！最後廖光福主任以胃鏡加碎石器，夾碎超過五公分的胃石，才去除潘女士的「心腹大患」。

飲料消融小胃石　過大需靠碎石器

奇怪嗎，可樂也可以治病？很多人不知道，這其實是肝膽腸胃科醫師常用的飲食消石法。胃石正確的名稱是「糞石」，裡面的成分包括：各式各樣的纖維、鈣化結晶與種子等，多數胃石病人喝可樂，利用飲料的二氧化碳成分，就能把胃石爆破，胃石外層部分被消融，體積變小，就能提高自然排出機會。

但潘女士因體質關係，連續喝可樂好幾周仍化不掉，胃石加上胃液愈滾愈大，醫師一度嘗試以內視鏡夾碎石頭，但潘女士的胃石大小已超過五公分，硬到夾都夾不破，擔心夾出過程傷及食道，決定改採胃鏡加上碎石器進入胃部，以金屬網絞碎胃石，再將一塊塊小碎片夾出，前後歷經一個多小時才完成。

這塊惱人的黑鑽石經碎石器夾出來之後，只像是一塊塊糊糊的爛泥塊。這是因為大部分的胃石，多是飲食造成的。廖光福主任表示，臺灣胃石病人最常見的食物攝取成因，竟是「破布子」！

因為「破布子」的汁液有黏性，在胃中會跟其他高纖維食物如檳榔或柿子混合，而柿子中的鞣酸、果膠等，也會與胃酸凝集成膠狀團塊，並與食物殘渣聚成更大團塊，之後形成結塊，廖主任建議應節制食用這類食物。

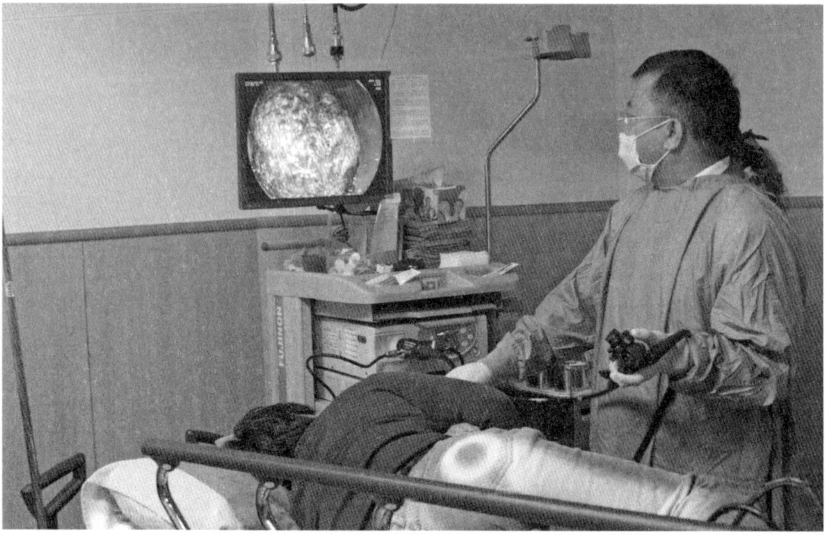

廖光福主任為病患照胃鏡，可見巨大的黑色結石。

「不要以為沒有不舒服就不必處理胃石。」廖光福主任強調，胃石問題一定要處理，避免石頭在胃裡磨太久產生潰瘍，導致胃癌機率增加。多數胃石病人喝可樂就能把胃石爆破，慢慢融掉，讓胃石變小而自然排出。

原來二、三十年前，潘女士嫁到南投山上，因為當地盛產破布子，很多人都在家中自漬美味的破布子，不但入菜，也常當成零食來吃，村中不少左右鄰居也有胃石問題。她還說，柿子也被醫生說中了，因為好朋友就是種柿子的，有人送柿子，她就開心下肚，經過這次病痛折磨，她以後再也不敢毫無限制地吃了。

膽結石餐後上腹痛　顧好體態不做F4

除了胃石，民眾常聽到的結石、也是臨床常見的，還有尿路結石、膽結石、痛風結石等。

九十一歲呂阿嬤的上腹疼痛，被當成腸胃炎，吃了半年的消炎藥。春節期間由於飲食過於豐盛，引發連續劇痛，甚至出現黃疸、發燒等症狀，被緊急送到臺中慈濟醫院，檢查後發現是膽管結石讓膽汁無法順利從膽囊流出，才造成劇痛。

膽結石主要發生在肝內膽管、肝外膽管、膽囊等部位。膽結石則可分為：膽固醇結石與色素性結石。膽固醇結石密度低、較軟，內視鏡掏出來軟得像爛泥巴；色素性結石較黑且硬，小小顆就容易卡住膽道。

女性罹患膽結石人數高於男性，當感覺右上腹部悶痛，而且痛感反射到背部，就要特別注意。醫學界通常以「F4」作為判斷標準：Femal（女性）、Forty（四十歲以上）、Fertility（產後婦女）、Fatty（肥胖）。舉凡有這四項特徵的人，就要特別留意自己是否出現膽結石徵兆。

膽結石最常見的症狀是「餐後上腹疼痛」，常見併發症是膽囊發炎，石頭有時在膽囊裡滾來滾去，卡住膽囊出口就會發炎，如果過得了膽囊管這一關，再往下掉就可能引發膽管炎或是胰臟炎，石頭如果卡在總膽管，首先會用內視鏡處理，不必開刀，若是結石太大，內視鏡無法處理，就只能開刀取出。

臺灣地區約百分之十的成人會罹患膽結石，多數人不會有嚴重疼痛，當感受疼痛時，結石通常已經變大，對中老年人來說，變成難以承受的痛。

痛風結石破皮附骨　節制飲食減少發作

「痛風結石」是血液中的尿酸結晶堆積而成，在全身關節處常見，治療的第一步驟是衛教，首先要讓病人了解為什麼會引起高尿酸血症，了解自己的飲食、生活型態、內科的疾病併發症與使用中的藥物。

風濕免疫科醫師會利用超音波來幫忙確立痛風診斷，因為尿酸結晶會沉積在關節軟骨上，骨骼關節肌肉超音波影像如果看到「雙層亮線」，那就是痛風關節炎。

高尿酸血症與痛風發作息息相關，經常無聲無息的引發第一次的痛風發作，不可不慎。現在許多專家認為，高危險群的病人如高血壓、糖尿病、冠心症、中風、與心臟衰竭病人，若是已經發現有高尿酸血症時，應積極處理控制，並調整服用藥物，以避免尿酸持續升高，引發痛風。

痛風初次發作的時候，最常出現在單一關節炎，特別好發在腳的大拇趾，而足部關節及足踝關節次之，接著是膝關節。除非是陳年失控的慢性痛風結石關節炎病人，否則罕見在手指、手腕及手肘等這些部位出現，但是這類病人發作時，有時會好幾個關節一次性大發作，會令病人痛不欲生。

若沒有特別注意生活飲食，以及控制尿酸指數，就有可能引爆痛風關節炎發作。隨著失控的高尿酸血症與痛風關節炎的進程，痛風發作次數會愈來愈頻繁，從最早一年發作一到二次，接著一或兩個月就有一次，最後是隨時可能發作。

保持口腔衛生　不讓牙垢變結石

痛風嚴重的話連皮膚下都會出現結石，那麼身體的任何器官會有結石也就不奇怪了。例如現代人普遍有牙周發炎的現象，一定要留意「牙結石」。當食物殘渣混合唾液、細菌與口腔黏膜的上皮細胞後，附著在牙齒表面與牙縫會形成黃白色的薄膜，也就是「牙垢」，它的附著力很強，連假牙也不放過。如果沒能及時刷牙清理，牙垢就會與唾液中的礦物質發生沉積作用，硬如石頭，稱為「牙結石」，此時即使用牙刷、牙線都無法清除，只能靠牙醫師洗牙去除了。

牙結石形成初期不會引起不適，很多人都不以為意；但如果長期輕忽不處理，當出現牙齦腫脹、口臭、刷牙流血等症狀時，就表示可能得了牙周病。預防牙周病之道，首重口腔衛生，吃過東西馬上漱口，每天使用牙線，並以正確的方法刷牙，定期找牙醫師洗牙更是不可或缺。

眼結膜或腺體也會結石？

常聽人說「眼睛裡揉不下一粒沙」，而眼睛竟然也會有結石？沒錯！「眼石」的正確名稱是「結膜結石」，位於上或下眼皮內側結膜表皮下，稱為「瞼板腺」的地方，由於眼石很小，沒特別的顏色，所以很難自己發現，但在眼科門診，醫師幾乎每天都會碰到長眼石的病人，表淺的眼石以器械處理，一下就挑掉了。

在結膜表皮下的眼石，不會造成任何不適，絕大多數並不需要治療。唯有當結石變大，穿出結膜表皮，直接磨擦角膜表面，造成眼睛異物感，或是磨破角膜表皮，引起眼球疼痛、發炎，甚至視力降低時，才需要進行結膜結石剔除手術。

形成眼石的主因，是長期沒有做好清潔睫毛下方分泌油脂的瞼板腺，導致反覆發作結膜炎或慢性結膜炎的後果，臨床上，五十歲以上，十人中有兩三個人會出現。很多人努力點眼藥水，仍感到不舒服，就有可能是長眼石了。因為一般洗臉時常不自覺眼睛閉緊，睫毛倒捲進去，不易清潔到瞼板腺，油脂長久堆積，就容易造成發炎；再加上飲食過於油膩、愛吃油炸物，油脂旺盛的人，更會增加發炎進而造成眼石的機會。

在喉嚨後面兩側的扁桃腺，也可能形成結石。因為扁桃腺的表面是小小的隱窩，像高爾夫球的表面一樣，如果食物殘渣塞進扁桃腺隱窩，加上細菌發酵，就會形成石頭樣的東西，就是「扁桃腺結石」；一般人可能會覺得喉嚨腫痛、有反覆的異物感、有口臭。治療上，只要耳鼻喉科醫師用壓舌板，像擠牙膏般把結石擠出來就沒事了。

「腮腺結石」又名「涎石」，是唾液腺管阻塞、發炎、感染的常見原因，結石成因是水分攝取過少導致唾液過分黏稠，如果口腔沒有保持清潔，細菌容易逆流而上，久而久之就聚成結石阻塞腺管。通常病人多半是感染後化膿發炎才會求診，腮腺結石以手術治療為主。

肺中有石當心喘　若有異樣醫解惑

至於肺部的結石，在支氣管與肺泡都有可能，支氣管結石是支氣管附近肺組織的慢性病變，鈣鹽逐漸沉積而成結石，會破壞支氣管壁並墜入管腔，有的病人能把較小的結石咳出來；肺泡裡的結石則與吸菸、吸入汙染空氣有關，細沙狀的結石會導致肺的質地變硬，影響呼吸，稍一活動就會造成氣喘。

結石卡住輸尿管　常在清晨痛

尿路結石是泌尿科最常見的疾病之一，臺灣好發比率為百分之十到十五，男多於女，集中在三十到五十歲之間。年近七旬的李伯伯，十多年前曾有結石痛，吃止痛藥後，除腹部脹氣外，感覺並無大礙，就此放任不管，直到偶然機會，發現左側腎臟從原本拳頭大小腫成像個「水球」，已悄悄占據一大半腹腔，進一步了解病因原來是輸尿管被結石卡住，尿液經年累月下不來，導致腎臟愈腫愈大，腎臟壁變薄，萬一跌倒或碰撞，腎臟可能破裂而危及生命，只得先將左腎摘除。

尿路結石很小時，可能沒有任何症狀，可隨尿液自動排出體外。若漸漸變大，無法自動排出，有時不定時反覆發生疼痛，因為晚上飲水少，清晨常是好發時刻，一旦結石卡在輸尿管，造成腎臟積水的痛，「腎絞痛」急性發作都會有很明顯的巨痛，最痛時甚至跟孕婦生產的痛等級相同，有人痛到在地上打滾，甚至痛到以為內臟器官破裂。

痛覺敏感降低　嚴重導致腎水腫

像李伯伯在劇痛結束後，疼痛感慢慢消失，他以為沒有大礙，其實，這是因為身體的神經傳導耐受性提高了，痛覺敏感性降低，但結石本身的問題仍存在，長期下來，會使腎臟水腫，漸漸喪失腎功能。

尿路結石危險因子主要是與飲食習慣、喝水習慣、體質、工作，甚至種族、族群與性別也有關。尿路結石的症狀不一定，得靠檢查確診。很多病人感覺疼痛，一開始會誤以為是腸胃道的腹痛，會先看腸胃科，查半天才發現原來是結石作祟。

若已有石頭排出體外或已開刀取出，分析結石成分對接下來的預防大有助益。如果結石成分是鈣，喝過很多牛奶後要多喝水。若主成分是尿酸，則應少吃肉、魚和豆類。若已知有尿路感染，則須使用抗生素。

坊間有很多對尿路結石的迷思，像不少人認為啤酒可以幫助排結石，但目前並沒有很好的證據證明。另外有人說「菠菜加豆腐」可能引發結石，原因是草酸與鈣離子攝取過量，但其實只要腸道吸收與排出都沒有問題，也不會造成結石。

還有人怕會結石，不敢攝取像牛奶、鈣這類高鈣食物，其實如果都不吃，反而可能造成草酸攝取過多，身體失衡，導致結石更嚴重。另外，維他命C吃太多確實會促進結石形成，建議一天攝取不要超過兩公克。最好多吃蔬果，可以鹼化尿液，降低結石可能性。

尿路結石治療準則，如果結石大於零點五公分就要處理，不論在腎臟、輸尿管，還是膀胱都一樣。結石位於腎臟，就預防性地以震波儀器碎石，透過高能量的電磁波擊碎石頭，再從尿液排出。若結石在輸尿管，則依所在位置而有不同的建議處理方式。

鹿角結石　三明治療法

尿路結石中有一種特別、漂亮的結石稱為鹿角型結石，屬於嚴重的腎結石，沿著腎臟邊緣生長，由於未造成完全阻塞，臨床症狀不明顯，通常是尿路感染做檢查才被偶然發現。若因此反覆感染，造成腎病變、腎萎縮的機會不低，建議巨型的結石還是要處理，並追蹤影像。一位七十歲的男性病人，因泌尿管感染就診，檢查發現右側腎臟有一個六公分大小的鹿角石，病人看見影像也感覺十分稀奇。

鹿角型結石生成的原因是，腎臟有很多小「腎盞」，結石沿著腎盞長進去，依「腎盞」形狀形成像鹿角的結石，不規則的形狀不好處理，經採用腎臟鏡取石，再加震波碎石的「三明治療法」，就是除了從腰際開小洞，經脾腎造瘻，用腎臟鏡檢查並反覆取石，加上體外震波碎石處理後，將這位病人的複雜性結石完整處理乾淨。

一般來說，結石病人會一再復發，所以正確的飲食及預防方式是相當重要的。多喝水，每天兩千五百到三千西西的飲水量，並且多排尿，定期到醫院照X光追蹤，相信結石的問題會隨之降低。

綜觀人體的「石頭記」，真是無奇不有，這些結石形狀或大或小，數目或多或少，多數跟一般石頭成分相似，以石灰、鈣為主成分，而不同原因導致不同成分，也會呈現不一樣的顏色。

一般的小結石若沒有不適症狀則不必擔憂，但如果感覺身體有異樣，仍建議找醫生尋求專業建議，以免把小結石拖成大結石，甚至可能會有致命危機。預防很簡單，只要從日常生活做起，力行良好習慣，均衡飲食，就能擺脫成為「石頭族」的憂慮。

減糖主義　提早篩檢搶先機

撰文／黃怡瓔（臺中慈濟醫院新陳代謝科主任）

骨髓要配對成功，非親屬的機率是萬分之一，陳女士非常難得的順利配對，正滿心歡喜要救人，健康檢查階段卻意外查出血糖異常，讓她突然一下子成了糖尿病病人，幸經臺中慈濟醫院團隊治療，加上她努力控制飲食作息，最終恢復健康，「要救人的反而因此得救」，讓她感謝不已。

飲食太自由　意外發現糖尿病

三十五歲時，陳女士捐出十西西的血給慈濟骨髓幹細胞中心做骨髓配對，當做送給自己的生日禮物，隔了五年，接到配對成功通知時，既意外又驚喜，但捐髓前的健檢最後關卡，卻因測出血糖過高，不符條件而被取消資格。

當時四十出頭的陳女士，身高一百五十三公分，體重六十八公斤，空腹血糖二三五，超出一百mg／dl（毫克／百毫升）以下正常值一倍多，糖化血色素九點八，也遠高過應小於五點六的正常值，檢查證實罹患糖尿病，而且已有眼底小血管出血現象。再不勇敢面對，幾年後眼睛、腎、神經與心血管很可能都會產生病變。

「過去對糖尿病有很多迷思，以為父母會得糖尿病，是年紀大了，所以覺得『不可能會是我』。」加上先生不斷灌輸體態圓潤一些比較好看的觀念，完全不限制她的飲食，不管是油炸的、重口味的，還是蛋糕甜食、珍珠奶茶等食物，陳女士總是想怎麼吃就怎麼吃，有時一天多達七餐，會一直吃到吃不下為止。

幸好健檢發現糖尿病，她開始聽醫生的話配合治療，後來三十多歲的姪子也罹患糖尿病，陳女士更明白，她自己的子女也是高危險群，必須注意下一代的飲食，希望體重控制在理想範圍，即使遺傳也不要發病。

糖尿病是體內胰島素分泌不足或作用不良，對醣類利用能力降低，甚至完全無法利用，造成血糖過高，尿中有糖的現象，同時也造成蛋白質和脂肪的代謝不正常。「血糖」是各種食物經人體消化代謝分解後，所產生的葡萄糖，藉血液運送到身體各部分，作為能量的來源。正常人的空腹血糖為七十到一百mg／dl，超過一百二十六mg／dl或任何時間超過二百mg／dl，即診斷為糖尿病。

第二型糖尿病年輕化　不是青春期變胖

從小胖嘟嘟的阿忠，最愛吃麵包及含糖飲料，十八歲時，身高一百七十公分，體重已重達一百零三公斤。就診前兩個月體重遽降六公斤，伴隨多尿、口渴，家人以為是天氣熱的關係不以為意，甚至還替孩子能減重而感到高興。

本身有糖尿病的媽媽，驗血糖時，也順便替兒子驗看看，驚見數值高出血糖機極限，趕緊帶兒子就醫，才發現血糖高達五百八十mg／dl，住院後進一步做心電圖及心肌灌注掃描顯示，發現阿忠甚至已產生心肌缺氧及心肌梗塞等心血管病變現象，推測他罹患第二型糖尿病應該已有一段時間。

相較之下，年僅十歲的小云屬於「不幸中的大幸」。身高剛超過一百四十公分，體重已六十公斤，外形圓滾滾的她，跟著罹患糖尿病的媽媽與阿嬤看診，我順手幫小云順便驗一下血糖，果然，飯後血糖值高達二百三十二mg／dl，她是門診中最年輕的第二型糖尿病病人。

「糖尿病是中老年人的病呀！」媽媽抱持這樣的想法，一開始不願接受才念國小的女兒竟然罹患糖尿病的事實，尤其小云一年來漸漸胖起來，很容易喊餓也很會吃，媽媽一直以為是青春發育期的緣故，更不解「如果是糖尿病的話，體重不是應該會減輕嗎？」但小云是糖尿病高危險群，檢查數據證實罹病，最後父母也只能接受，全家人共同「抗糖」。

糖尿病分第一型和第二型，以前，十幾歲孩子罹患的糖尿病多半屬於第一型，第二型則大多是四十歲以上，但現在，日本統計近九成兒童青少年的糖尿病都是屬於第二型，臺灣亦相差無幾，提早在未成年孩童發病的案例已經愈來愈多，不勝枚舉，在在提醒我們：「人人都可能是糖尿病候選人」。

第二型糖尿病是一種因胰島素阻抗上升，直到後期才發生胰島素分泌不足的遺傳性疾病。用一個簡單的比喻來說明第二型糖尿病發生的過程——「胰臟」就像是一個工廠，「胰島素」是這家工廠生產出的產品，但隨著上述如肥胖、少運動、飲食危險誘因影響下，工廠做出來的胰島素品質變差了（稱為「胰島素阻抗上升」），為了讓身體的血糖穩定，只好賣力製造出更多的胰島素，然而一段時間後，終於導致胰島細胞功能衰退，就控制不住血糖了。

飲食運動配合用藥　控制血糖值

明白第二型糖尿病發生的原因後，就能了解治療的機轉，必須透過飲食、運動、生活習慣調整，及藥物介入著手，避免胰島細胞提早衰退，藉著減重（至少減輕百分之七體重）、規律運動，及許多改善胰島素品質的藥物切入；如果胰島素品質改善得越好，糖尿病就會控制得越理想！

有人覺得自己不怎麼吃甜、從不喝飲料與甜食，為何血糖仍居高不下？詢問與記錄飲食狀況，發現主因可能是：外食，或是吃多了糕餅麵包及餅乾等加工品，不知不覺攝取過多油脂或鹽分；或是常吃醃製品，雖然口感不甜不鹹，但製作過程中加了很多鹽與糖。也有人是三餐貪圖方便，只吃炒麵、小吃與醃漬物。

以前述的陳女士為例，經過衛教，她的飲食改採清淡、少量多餐原則。早餐是三匙麥片加低脂奶粉，午餐前餓了就吃餅乾、水果，一杯白米加三杯糙米是主食，少油烹調，青菜為主，晚餐後不再吃點心宵夜。

她的祕訣是「肚子一餓就吃，以免餓太久吃更多。外食堅持喝水、不喝湯，飲料絕對無糖。」調整期最困難的是「看家人吃好料、蛋糕。」她選擇躲進房間眼不見為淨。加上「天天晚上運動繞市區走兩小時或快走跑步機半小時。」經過一年的控制與治療，體重從六十八降到五十六公斤，血糖也改善，目前不必用任何藥物了。陳女士說，她很開心，能恢復健康，又重拾骨髓捐贈的資格了。

不吃甜點、飲料並不等於「控制血糖」，糖尿病人需經過醫師評估選擇適用藥物、營養師教導卡路里計算、食物代換，日常生活作息與飲食習慣，還要有衛教師叮嚀定期檢查與護理，注意血糖高低變化，學習讓血糖達到最理想。

高危險群注意　儘早積極篩檢

糖尿病被誘發的病因，到底是什麼呢？

糖尿病並非單一事件引發，而是由多因子引發，可粗分為兩大類：一、先天遺傳，二、後天外在環境因素，包括：過多熱量攝取、缺乏運動、肥胖，還有情緒壓力等。美國糖尿病學會建議，家族有糖尿病，體重過重的小胖弟、小胖妹，即使沒有糖尿病的任何症狀，最好能從十歲起，每三年篩檢一次血糖，以避免年紀輕輕卻不知不覺長期處在高血糖情況，尚未成年已產生慢性併發症的遺憾。

追蹤小云的家族史後發現，她的母系直系親屬三代全是糖尿病病人，媽媽三十七歲時還因糖尿病併發症中風、右腳大拇趾蜂窩性組織炎截肢。家族史加上體重過重，所以能在十歲確診，就能盡早開始治療。萬一忽略或放任不管，一旦拖到二十歲後，很可能會出現末梢神經病變、視網膜病變、心肌梗塞、腎衰竭，甚至中風等併發症。

因為糖尿病早期或是輕微都不會有症狀，高危險群更要防患未然，定期檢查如血糖、糖化血色素、葡萄糖耐受度。年輕的早期病人，愈早控制好血糖，回復胰島功能機率愈大。只要從阿公、阿嬤那一輩算起，他們的兄弟姊妹，父或母這一輩以及父母的兄弟姊妹，即叔伯阿姨全都在內，只要有人得糖尿病，家族就可能有遺傳，屬於高危險群。此外，肥胖（BMI 大於二十五）、四十歲以上，女性如有妊娠糖尿病，或是有高血脂、高血壓等，即使沒任何症狀，也要定期三年篩檢血糖。

依據二〇一三年國際糖尿病聯合會指出，臺灣糖尿病盛行率約百分之九點七八。然而糖尿病初期或輕微糖尿病幾乎沒有症狀，真正就醫人數只有近六成，等於三分之一以上的糖尿病人不知道自己有糖尿病。

值得注意的是，糖尿病又跟國人十大死因裡的腦血管、心血管、腎臟疾病、高血壓息息相關，三高慢性病合計引發許多併發症，病人需長期服用藥物，藥費占健保前十大用藥的八成三，驚人數字背後，隱藏國人預防觀念的不足。

醫學界慣用只檢查空腹血糖的方式，讓許多人延遲診斷出糖尿病，甚至有延遲七年才診斷出來的個案。經過三年多的積極篩檢，發現任何時間血糖值等於或超過一百mg／dl，即使空腹血糖正常，也有

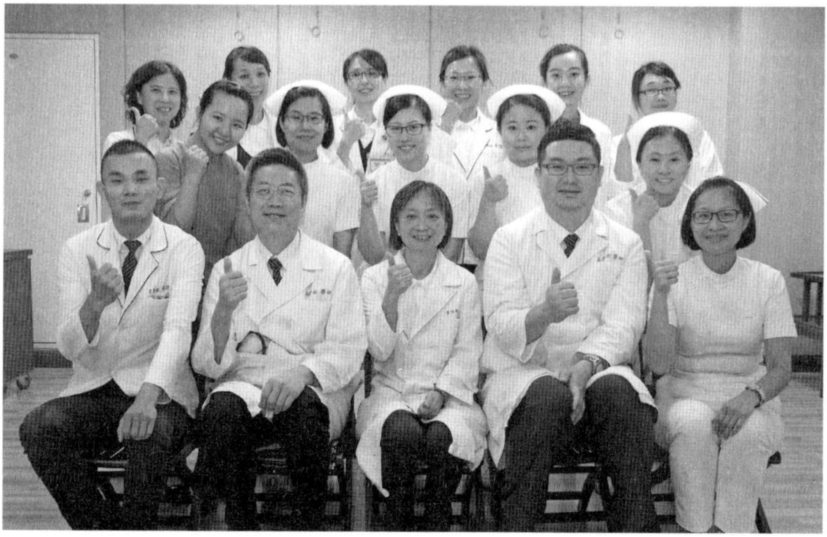

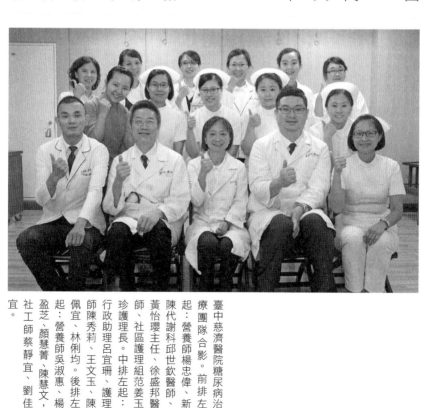

臺中慈濟醫院糖尿病治療團隊合影。前排左起：營養師楊忠偉、新陳代謝科邱世欽醫師、黃怡瓔主任、徐盛邦醫師、社區護理組范姜玉珍護理長。中排左起：行政助理呂宜珊、護理師陳秀莉、王文玉、陳佩宜、林俐均。後排左起：營養師吳淑惠、楊盈芝、顏慧菁、陳慧文，社工師蔡靜宜、劉佳宜。

高達近六成機會罹患糖尿病或前期糖尿病。為進一步確認有無前期糖尿病，建議除空腹血糖外，仍應加做「葡萄糖耐受檢查」及驗「糖化血色素」，才不會錯失預防良機。人體血液呈現紅色，是因血液中紅血球裡的血紅素，又稱血色素。抽血測糖化血色素，就可以知道血液中的葡萄糖濃度，是用來評估長期血糖控制情形的數值。

最重要的是，每一個人都應該從小建立正確的飲食觀念，也要養成規律運動的習慣，並做好體重控制，才能降低日益增加的糖尿病及其帶來的相關眼睛、腎臟、心血管及神經併發症。父母也請務必牢記：要協助孩童早期篩檢、積極預防與治療，才不會讓下一代，還沒二十歲就因為糖尿病慢性併發症而進入黑暗的人生。

兒復中心推動早療 陪他慢飛

整理／謝明錦

臺中慈濟醫院兒童發展評估暨復健中心（簡稱：兒復中心），二〇一六年十月在溪頭自然教育園區舉辦「早療兒童溪頭快樂行」活動，十二位有發展遲緩或腦性痲痺孩子的家庭逾四十人參加。兒復中心結合慈青與慈濟師兄姊約四十人貼身陪伴照顧這些孩子，孩子玩得開心、舒展身心也達到復健目的。

團隊動員不是容易的事，尤其活動內容結合復健就更不簡單。慈青同學設計的八個闖關活動就是以八個遊戲，讓孩子以拿、捏、撕、揉、擠、壓、投擲等小動作闖關。訓練刺激發展遲緩孩子手腳肌肉以增進肌力、俾其活動靈巧，更能從遊戲成果表現增進自信，藉由與人互動增進感情，獲得讚美與支持，達到復健效果。中山醫大慈青呂聿嵐說，慈青首次與臺中慈濟醫院合辦戶外大型活動，設計多項親子互動遊戲，也讓慈青夥伴學習與親子作好朋友。慈青學長黃漢欽感恩臺中慈濟醫院提供機會，讓慈青體驗走出戶外去做、去付出的歡喜。

大家一路說笑，彼此照顧，家長彼此分享照顧孩子的經驗，兒復中心醫師與治療師也隨時解答家長的問題。小兒科李宜准醫師說，臺中慈濟醫院多年來用心經營兒童復健，每年都舉辦出遊，能走到這麼遠的溪頭，非常感恩慈青籌備事前工作與闖關遊戲，對發展遲緩的孩子來說，利用活動練習大動作的行走、平衡，很有幫助。

篩檢慢飛天使　不畏路途遠

能帶著慢飛天使出門，是長期經營的成果。重要的是找出慢飛天使在哪裡：回想二〇一〇年七月首度遠征，就是到梨山地區協助發展遲緩兒評估篩檢。當時，七人遠征團隊驅車穿過一片片白霧，繞過一座座山頭，一路大雨陪著從出發到歸途。團隊也曾行前估算：接受評估篩檢的人可能不多，但秉持慈濟醫療「為眾生」的理念，還是決定，承接「醫療資源不足偏遠地區兒童發展評估服務計畫」，就應該使命必達，真正服務山線偏遠地區的發展遲緩兒。而二〇一〇年當年就舉辦八場社區外展活動以篩檢兩百人為目標。

當時，梨山人口約三千人，只有三位醫師駐診（兼衛生所急診業務），五位專任與五位兼任護理師，幅員遼闊，部落間相隔遙遠，醫療資源嚴重缺乏。居民要就醫，只能往宜蘭、花蓮或埔里跑，更遠就得到臺中市，想到醫院就醫，一趟來回至少要百里山路。那天，梨山衛生所護理長看到小兒科李宜准醫師大老遠來，又驚又喜，因為當地沒有小兒科醫師。團隊也抓緊時間，馬不停蹄展開專業評估篩檢，「來，玩車車、堆積木好不好？叫媽媽、阿姨……」復健師成了孩子的大玩伴，運用各式各樣評估「玩具」，觀察幼兒遊戲中的各種動作，三位復健師陪伴加上兩位醫師詳細問診，包括親屬疾病史、過敏史，孩子人小動作、視覺、聽覺、語言、口腔、認知等等，社工師也在旁輔助瞭解孩子的家庭背景、母親懷孕細節，共同為幼兒進行發展評估。

聽聞一位徐太太住在較遠的環山部落，才剛生完第四胎，李宜准醫師、吳宛育社工師立刻跟著衛生所人員去家訪。徐太太有精神官能症，鄰居的印象就是她不斷大肚子、生產。果真小小平房密不透風，大女兒六歲，還有兩位妹妹與剛出生的弟弟，全家人共擠一張彈簧床，廁所堵塞，孩子大小便也在另一間房間。

徐太太平常很少與鄰居接觸，因為李宜准醫師親切態度融化心防，男主人經常外出務農，因此孩子教育除了母親就是電視，醫師初步判定孩子有語言發展遲緩現象。由於無法到衛生所，進一步評估較困難，醫師只能建議帶孩子到宜蘭博愛醫院進一步檢查；吳宛育社工師鼓勵衛生所護理人員可以多拜訪徐家。他表示，孩子發展遲緩原因包括先天基因、環境、家庭力量、社會心理等因素，若孩子超過六歲，就必須尋求特教資源，讓老師成為孩子生命中的重要第三人。若孩子介於零到六歲，就可以透過醫療院所、健兒門診、新生兒篩檢、托兒所老師等資源介入或發現，只是礙於有部分家長不願帶孩子做鑑定，使得有些孩子因此錯過三歲前的黃金治療期。

要找出潛藏在沒發現角落的慢飛天使，兒復團隊經常要在各個偏鄉巡迴。踏遍山線各鄉鎮為兒童發展評估服務之後，復健科林啟文副主任表示，的確很多偏遠地區因為醫療、社會（幼、托兒所）資源不足、家長社經地位較低、沒有警覺孩子發展遲緩、加以交通不便等因素，造成許多孩子出現發展遲緩現象卻無法及早治療，更深深感受到幫助發展遲緩兒的任務不能停歇，需要更多的支持力量。

檢視三面向　確認發展跟得上

李宜准醫師深深體會，早期療育的確是漫漫長路，他指出，出去巡迴不一定找得到，對於主動來看診的兒童就要好好把握。兒童預防保健門診裡除了施打預防針，還需要評估小朋友的生長情形，看看身高、體重、頭圍長得如何，是不是太快或太慢。其次要做身體評估，看看小朋友有沒有身體病痛。最後要做發展評估，包括動作、語言、認知、情緒反應等等。特別是發展評估，透過簡單的幾個問題，可以幫助爸媽來注意孩子的發展狀況。李宜准表示，發展評估會從詳細詢問病史，評估孩子是否有發展遲緩的危險因子，以及是否出現發展遲緩的徵象。包括

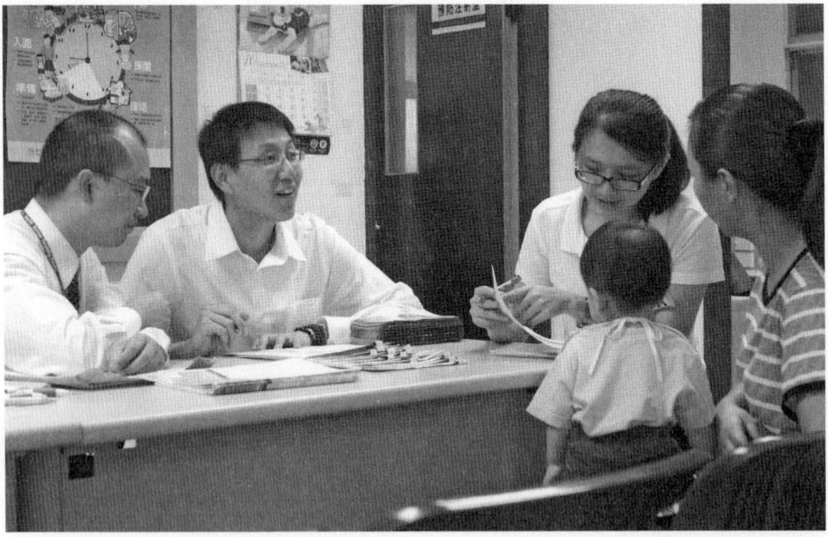

兒復團隊前往梨山協助發展遲緩兒評估，團隊成員復健科林啟文副主任（左一）、小兒科李宜准副主任（左二），親切詢問兒童狀況。

在母親肚裡的胎兒時期開始，有沒有生長或先天異常等問題的懷孕史；出生過程有沒有發生如難產、缺氧、急救等狀況的出生史；出生後的餵食照顧情形，以及頭圍、身高、體重增加速度的成長史，最重要的是觀察孩子在成長過程是否達到同年齡孩子的水準。

李宜准說，俗話講「七坐、八爬、九發牙」，真是古代老祖先的智慧，運用在照顧與觀察孩子上很實用。孩子發展是一連串神經系統成熟並接受環境刺激後的學習成長過程，所以不同年紀，觀察重點也不一樣。李宜准舉例：動作方面，隨孩子頸部控制成熟，三至四個月大時可以穩定支撐頭部，如果孩子五至六個月頸部控制仍然不好，就要擔心孩子有動作發展問題。而孩子四個月大後，就可以慢慢學會翻身，六至七個月大開始學坐，七至八個月大開始學爬，十至十二個月大開始學站、扶著走路，甚至放手走，如果孩子滿一歲六個月，仍然不會放手走路，可能就有動作發展遲緩現象，經評估確診，就由物理治療師協助復健。

李宜准指出，精細動作也是隨著孩子在三至四個月大時，原始抓握反射消失，開始會使用雙手來探索周遭環境，主動抓握玩具或是身邊小東西，慢慢手指與手掌發展更細膩動作，進而能輕易地使用湯匙及筷子吃東西、用彩色筆畫直線、畫圓圈圈、用剪刀剪紙等等。李醫師協助支援衛生所預防注射門診時，就曾發現一位一歲多的孩子，從小就慣用左手，右手動作比較不靈活，他覺察到，一歲半到兩歲前，孩子應該不會有慣用某隻手的情形，所以帶孩子回醫院進一步檢查，發現是左腦有先天性腦部發育畸形，才造成孩子的右手功能不靈活。這種經驗判斷，也需要家長時時關注。孩子的語言發展、認知功能與社會情緒，也都有其發展過程，透過生活觀察孩子對周遭環境刺激的反應，如：三至四個月大開始會不自覺發出一些聲音，五至六個月大漸漸有牙牙學語的樣子，同時也要注意孩子有沒有好奇心、探索環境的興趣，以及與爸媽等親人間的互動、溝通、學習過程，例如：可以認識日常生活物品、認識身體器官位置，慢慢地可以命名跟瞭解事物功能，及如何使用。

遲緩原因過半無解　持續治療是關鍵

李宜准引用資料解釋，兒童發展遲緩發生率，據世界衛生組織估計約有百分之六到八。換句話說，臺灣每年約二十萬新生兒出生，可以估計其中約有一萬多個孩子可能發展遲緩。而發展遲緩定義，是指兒童在認知發展、生理與身體發展、語言溝通發展、情緒與心理社會，或生活自理能力等方面有異常現象，而需要接受早期療育服務。簡單說，如果孩子發展相較同年齡孩子落後超過二到三個月，就要考慮孩子有發展遲緩的可能。

身為小兒神經專科醫師，李宜准常根據孩子的發展狀況，對照過去出生及相關病史、家族史、身體檢查與神經學檢查的結果，找尋可能的致病原因，也會安排相關檢查，如抽血、腦部超音波、代謝疾病、染色體或基因檢驗、腦波檢查、腦部磁振照影或是電腦斷層檢查……他曾經在門診看過一位兩歲多小妹妹，看起來很聰明，語言發展與學習沒有特別問題，但只會坐，或在平面上換位置，而沒辦法站立或行走。檢查時，就發現小妹妹肌腱反射減低，抽血檢驗則發現肌肉酵素略為升高，雖沒有相關疾病的家族史，還是做了基因檢查，確定是先天脊髓肌肉萎縮症的病人。但臨床上，不是每個發展遲緩的孩子都能找到造成遲緩的原因，大約超過一半以上的孩子是找不到明確原因的，李宜准強調，照顧發展遲緩孩子，除盡力找出致病原因，對預後有所瞭解，但不論是否找得出病因，重要的是持續接受復健治療。

結合支持資源　慢飛天使有希望

復健治療需要依照孩子發展遲緩的狀況，提供適切的療育服務，項目包括物理治療、職能治療、語言治療、心理治療、行為治療以及認知治療等等，這些治療評估需要透過兒童復健科醫師，及相關治療師群根據孩子的能力狀況，規劃並進行個別的療育課程，或是團體性的療育課程。通常透過家長、幼稚園老師、小兒科及家醫科醫師協助，早期發現或懷疑孩子有發展遲緩的問題進而通報、轉介至相關中心做持續性追蹤與服務，再讓疑似發展遲緩兒在聯合評估醫院或中心接受早期評估，一旦確定發展遲緩的問題，透過醫療院所提供的療育服務，再加上家長持續性的配合，或是幼托園所的巡迴特教及復健服務等，讓發展遲緩兒獲得整體性的照顧與服務。

參與早期療育服務的專業人員都知道，如果能夠在三歲之前就接受早期療育服務，療育效果會比三歲以後才接受療育的孩子超過十倍以上，對將來的能力發展也有很大的幫助，更顯得早期發現及早期療育的重要。李宜准醫師表示，接觸越來越多的發展遲緩兒童，也注意到家長照顧上常會有焦急的心情與壓力，以及對整個家庭的改變承受很大負荷。他樂觀相信，若醫師及第一線治療師能多關照家長的心情與想法，給予更多支持與鼓勵，透過長時間不間斷的療育復健，陪伴每個家庭成長，讓家長可以看到孩子的成長與改變，及孩子的優勢能力，慢飛天使將有機會逐漸進步並成長茁壯。

失智團隊　伴你忘我行

整理／謝明錦

年輕時當送貨工的黃先生，只要有地址、電話，光靠地圖就能很快找到路，走南闖北全省跑透透，從沒問題，是大家公認的認路高手。年近六旬退休，這幾年竟常忘路、忘事，短短幾十公里車程，會突然忘了回家的路，還老是反覆問相同問題。家人一開始以為是年紀大了健忘，直到問題愈來愈嚴重，檢查才發現是初期的阿茲海默症。

「開車開到半途想不起來怎麼走，自己都會擔心迷路。」黃先生不埋怨身體出變化，只是調適自己的生活。黃太太提起另一半的忘性，一開始還有說有笑，但「想到萬一有天真的一個人出去，回不了家……」就忍不住紅了眼眶。

神經內科張滋圃醫師說明，黃先生罹患的是初期阿茲海默症，阿茲海默症是失智症病人主要族群，常出現腦部的海馬迴萎縮、空洞情形，顯示腦部功能已退化，記憶力將大不如前，海馬迴愈空洞症狀愈嚴重。

黃太太的擔憂，陳伯伯、陳伯母的女兒們了然於心，年過七十的雙親，本應是「從心所欲」的年紀，兩年半前，先後因腦部病變造成水腦、及阿茲海默症出現失智，水腦造成的失智有些可透過引流改善，但因陳伯伯狀況不適合開刀，兩位輕度失智的老人家會互相監督、提醒對方容易健忘的事，彼此都認為對方病情比較嚴重。

陳媽媽雖有時忘記關燈、關水，仍負責三餐，服用失智症藥物治療。陳伯伯則因失智症藥物效果不好，只能就症狀做輔助療法。醫療團隊提供多方協助，夫妻倆退化速度延緩很多，三位用心的女兒四處找資料，在家裡各種電器用品貼滿名字與使用注意事項，還每天出作業給爸媽，規定他們完成，並安排父母參加各醫院的病友會或上課。

榮民曾爺爺也屬於初期失智，跟著部隊隻身來臺的他，也許始終忘不了臺灣最艱苦的歲月，竟四處撿廢棄物、廚餘回家，把家裡弄得一團亂，勸也勸不聽，跟著收拾殘局的曾奶奶，氣得不想理會他。

幾位病人都是神經內科的個案，縱然失智症無法治療，初期症狀卻可用藥延緩，黃先生與陳伯伯夫妻這類初期病人，及早發現除了藥物可以延緩症狀，家屬關心、增加人群參與、定期運動，及良好生活習慣，都對病情具有正向作用。像黃先生固定服藥，健忘情形即改善很多，甚至還能繼續當交通志工服務他人。而曾爺爺的症狀，除就醫、服藥，還得靠家人耐心克服。

臺灣社區失智症盛行率，約從六十五歲後，每增加五歲就增加一倍。令人擔心的是，盛行率每年仍持續穩定增加，平均每天增加約十四名失智老人。臺灣失智症總人口數在二〇一一年底已超過十九萬人，依照推算，至二〇四六年，全臺失智人口將突破六十二萬人。數據趨勢也從臨床情況印證，神經內科主任曾啟育概略統計，臺中慈濟醫院神經內科服務量是臺中地區的前茅，而失智門診每月服務失智症症狀相關病人約一千五百到一千六百人左右，全年服務人次超過五千人以上。心理師每月提供失智症「高等心理鑑定」約一百二十人次，一年約一千五百人次。近一年度，經健保局核准，通過專用藥品申請的病人超過千人，相當於每年正式確診阿茲海默失智症的人數就有那麼多，年齡愈高、教育程度愈低，罹患失智症機會愈高，受教育、多動腦有益保留「腦本」，延後或減少失智症的產生。

成立失智中心　推動病友會

將擔憂關切化為實際行動，臺中慈濟醫院以神經內科為核心的失智症中心團隊，一成軍就努力推動病友會，二〇一三年三月首次病友會，就有二十幾組病人及家屬共四十多人參加，可見病人與家屬需求多麼殷切。醫護團隊明白，罹患相同疾病的人，參加病友會是經驗交換的相濡以沫，也是彼此打氣的良機，醫療團隊也藉由病友會讓更多病人及家屬得到更多失智症相關認知及心理支持。

黃慶峰、涂敏謙兩位醫師從學理教導如何落實，適當活動被證實能延緩認知功能惡化，也可導引負面情緒，減輕相關抗精神藥物使用。觀察目前臺灣尚未有可近性高且整合相關活動內容的機構，因此如何為失智家人設計活動，是家屬可以學習的部分。醫師強調，設計良好活動的核心概念應符合病人年齡與疾病嚴重度，也應考量與原本工作和興趣連接，必須熟知病人生活史量身訂做，所以家屬是最好的設計者。每日進行活動也應有變化，且根據病人當天情緒與注意力彈性調整活動類型與時間。

像一起做生活剪貼簿，分類照片主題，貼上剪貼簿，加簡單註記，可協助做簡短回憶。也可以製作相片家族譜與回憶牆面，提供失智家人回憶素材。也可以安排懷舊治療，根據不同節慶裝飾家居，或一同觀看老電影。對不習慣與無法以語言溝通的病人，家人可嘗試從旁協助畫圖，具體圖案或抽象畫皆可。也可以結合遊戲將石頭上色，繪成臉孔或動物。如果手眼協調能力不理想，則可以考慮以手印作畫或用黏土捏塑。黃慶峰說，藝術治療可取代語言作為表達工具，增進表達能力與自信心。音樂也是好的媒介，像輕柔音樂可減輕病人的躁動行為，聽老歌也可作為懷舊治療。或者嘗試把音樂和日常生活作息配對，比如用餐與沐浴時就用固定音樂提醒病人，習慣接下來要做的事。

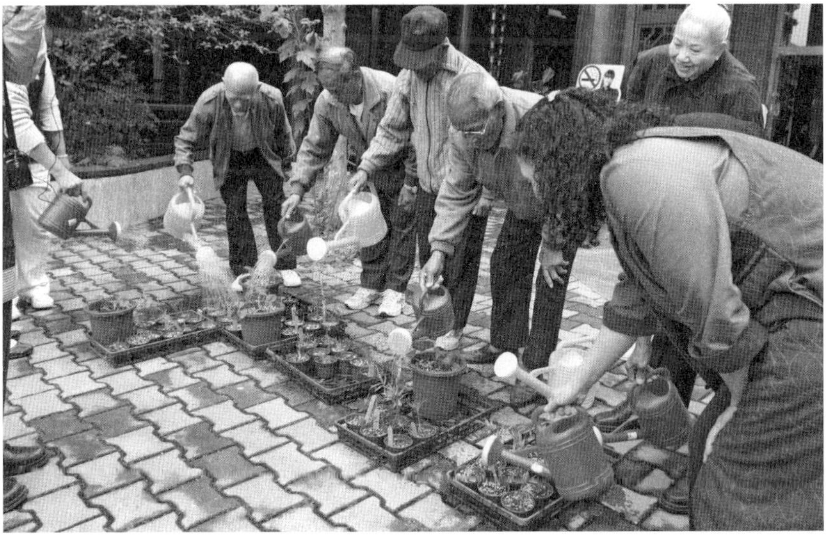

臺中慈濟醫院中醫納入園藝治療，參與實做活動的仁愛之家住民為盆栽澆水。

這些活動其實都強調在日常生活裡。黃慶峰、涂敏謙兩位醫師說，不要阻絕病人參與簡單家事。摺衣物、分類發票、配對襪子都可能是病人還能勝任的事。女病人可以體驗協助烹飪過程的樂趣，男病人對操作器具與將工具分類比較有興趣。另外，閱讀圖畫書（汽車或服裝雜誌）、硬幣算術、下棋、撲克牌、拼圖、積木、摺紙與剪紙等都可以輪流替換。或者買盆栽放在家裡，透過澆灌與摘除枯葉，及拼貼花瓣與葉片與植物互動，也是不錯的園藝治療。如果病人喜歡寵物，透過與動物相處與互動，能提供多樣感覺刺激，增加社會行為。此外也可利用主動或被動的感官刺激增加失智家人與外界的溝通，像運用芳香精油配合放鬆治療，如泡澡、冥想、按摩、打太極。觸摸玩偶、感覺不同材質的物品、擁抱、握手、辨識顏色與形狀及配對、修剪指甲等都是可以加入變化嘗試的。黃慶峰醫師提醒：最重要的一點是，請記得也請相信——記憶不是決定快不快樂的唯一條件。

協助照顧者　希望讓他喘口氣

話雖如此，照顧者總是最辛苦的一群。護理師游琇文清楚記得，第一次到病房跟失智症個案家人會談的震撼。她回想當時，還來不及自我介紹及表明來意，中年男子一臉淡然說，「只要告訴我，你能幫我什麼，其他的，我不想知道。」游琇文看見那雙凝視病榻母親的眼睛，寫滿無助與無力感，當下語塞，只能留下名片退出病房。

游琇文深入瞭解病人患病過程、家屬支持系統，連續五天到病房探視時先跟陪伴在側的兒子打招呼，才讓兒子感受誠意，主動會談。原來這名叱吒商場的中年男子，意外發現母親罹患失智症卻束手無策。「其實，媽媽是幸福的。」他說，生病的人可以輕易忘記過去，煩惱全留給記得的人。游琇文也深有同感：醫療人員與其說是照顧好病人，還不如說照顧好必須照顧病人的家屬。只要家屬準備好了，願意好好照顧親人，就不會有失智病人被放棄。

當然，這是一條漫漫長路，游琇文清楚知道，目前失智後續照顧資源仍缺乏良好的配套措施，往往讓家屬倍感挫折。「老人照顧老人」的家庭經常被忽視，因為他們從未接受醫療，也得不到長期照護資源。游琇文期待「更直接的平臺」——如果每個社區都能建置老人托育中心，醫師診斷失智症即可入住，讓失智病人回歸社區安置，照顧者安心維持家庭平衡，應該就能大大改善失智症病人和家人的生活品質。

預防失智　年輕就開始

臺中慈濟醫院神經內科失智症團隊提醒，肥胖、高血糖、高血脂及中風，將造成腦部血管病變以及氧化壓力升高，也是失智症潛在危險因子。肥胖者罹患失智是一般人三倍；而有「三高」的人，失智機率是其他人五倍；頭部外傷、過量抽菸及酗酒都會增加失智危險，有抽菸習慣者罹患失智的機率也會增加五倍。

因為遺傳基因導致腦部毒性物質無法代謝而造成失智症，個案比例遠低於一般失智症個案，臨床上僅有「早發型個案合併明確的顯性遺傳」，且在相關家屬清楚瞭解基因篩檢意義的前提下，才有需要考慮基因篩檢。一般民眾無須因此困擾或過度擔心。

規律的運動習慣、積極的社會活動參與以及多蔬果、少紅肉、少動物性脂肪、適量堅果的「地中海式飲食」，可降低失智症威脅。平均而言，多動腦可降低五成失智的風險、多運動可降低六成、採用健康飲食可以降低七成，而多參加社會參與則可降低四成左右。

心暖輕安居 護理之家愛相隨

整理／曾秀英
口述／莊淑婷（臺中慈濟醫院副院長）

八十八歲的阿招阿嬤，因日常生活無法自理，二〇一四年八月，入住臺中慈濟護理之家，隔年六月，從小與她同住的孫女要出嫁了，期待生命中最親的阿嬤，能親手幫她戴上項鍊，帶著這份祝福，踏上人生重要的里程，老人家卻堅持不出席。

孫女要出嫁，喜訊傳來，她卻不想參加，怎麼可能？原來是擔心自己體力不堪負荷，給大家製造麻煩及不便，而拒絕參加婚禮，家屬勸不聽，只好轉個彎，向護理之家借場地，想就近舉辦簡單儀式圓滿新娘的心願。個案管理師游琇文接獲訊息，跟阿嬤溝通後，瞭解她憂慮的心情，經與團隊共同討論，決定規劃一場隆重的溫馨儀式，送給阿嬤與家屬意外的驚喜，做為永遠的紀念。

個案管理師游琇文、社工師林政芬與志工陳映佑討論執行，利用手邊現有資源進行策劃，短短不到五天時間，實現嬤孫的親情夢想。二〇一五年六月十四日當天，護理之家變身喜慶宅邸，五樓鋪上紅毯，屏風掛著大大的「囍」字，牆面點綴五彩繽紛的氣球，高高掛上紅色大燈籠。音樂聲中，新人走過紅毯，端坐屏風前的阿嬤，接受傳統的跪拜古禮，親手為新郎、新娘戴上項鍊，祝福他們身體健康、萬事如意。

當天，我充當臨時的媒人婆兼

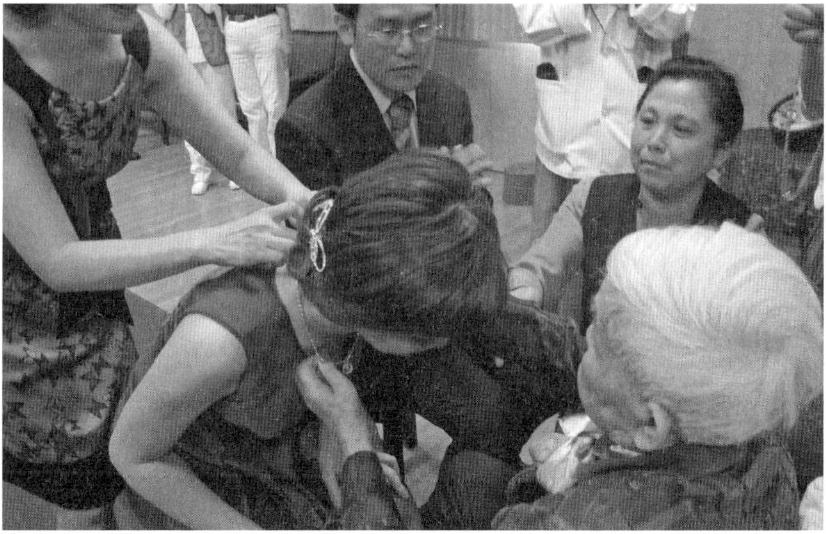

阿招阿嬤親手為孫女戴上結婚項鍊。

司儀，也以護理之家負責人身分祝福新人，還送上紅包和「柿柿如意」禮物，希望他們永遠如意、幸福美滿。年紀輕輕的孫女，懂得不忘本，還記著阿嬤的養育之恩，真的不簡單，而阿招阿嬤在兒孫親人圍繞下滿心歡喜，笑得合不攏嘴，整個活動顯得格外有意義，相信家屬都能感受團隊同仁對阿嬤溫暖的照顧與用心。

熱烈的掌聲中，我看見團隊同仁為圓滿家屬心願奔走的用心，如果不是把阿嬤當成自己的長輩，怎麼可能有那麼多的愛，心中的感動油然而生，除了醫院送禮，連護理人員，甚至越南籍的照服員，都主動湊紅包，讓阿嬤送給外孫女，「揪感心」呀！家屬後來又把這些紅包捐回給醫院，愛之所以能偉大，就在於它總是能發揮帶動的力量。現場所有人共同見證動人的一刻，真的，這樣就值得了。

護理之家從無到有　提供全方位照護

臺中慈濟護理之家在證嚴上人祝福下，於二〇一四年一月八日揭碑啟業，定名為「輕安居」。身為臺中慈濟醫院第一個報到的員工，走過醫院從無到有的過程，備極辛苦，面臨過各種困難、波折與困境都能一一克服；「輕安居」剛剛啟業時，原本以為在醫院從事護理工作超過三十年的我，具備照護豐富的經驗，接手護理之家應該易如反掌、輕鬆自如；但開始接手護理之家業務，才發現照顧老人家的策略、活動設計跟照顧的理念全部與急性病房截然不同，腦海裡不禁浮現快要「被打敗」這幾個字。

最大的困難點在於，大家都沒有護理之家的經驗與觀念，雖然也派主管參加長期照護研習課程、學習照護模式的實作，但真正運作發現護理之家屬於跨團隊專業整合的機構，三分之一住民來自急性後期（急性住院，健保天數期滿下轉照護機構），三分之一來自家庭，還有三分之一是其他醫療或養護機構轉入，即使來自臺中慈濟醫院的病人，都必須被當成轉機構處理，於是必須依規定，在轉入前得經隔離，確認沒有肺結核、阿米巴、疥瘡等傳染疾病，完全安全才能入住。起初，護理之家主管必須十分辛苦的逐案溝通、說明，經過長時間的磨合，終於慢慢與醫護團隊建立起共識。

急性後期、健康尚未恢復到能夠返家的病人，先轉到護理之家的照顧病房，正是證嚴上人所稱的「中繼站」，護理之家為達成讓他們順利返家的目標，依住民不同狀況擬定量身訂做的照護策略，包括：採急性照顧模式執行拍痰、洗衣球做全身按摩等感官刺激，以幫助他們早日恢復身體功能後返家。

另外針對來自家庭，因老化而失能的住民，往往由於家庭成員照顧不便，而送到機構幫忙，「輕安居」的目標是提供身心靈的全方位照護，達標前提是要做到跨專業團隊的整合性接軌，跨科、跨部門密切合作，醫療主力家醫科、胸腔內科不在話下，舉凡老人家最常見各種生理照護，也都得有不同專業跨單位橫向聯繫，包括：呼吸治療、復健治療、營養師健康照護與社工師的心靈撫慰，與二十四小時的護理陪伴。

凡此種種，都必須投注極高人力，「輕安居」啟業年餘，二〇一五年八月底迎來的第一次評鑑，也讓評鑑委員們看見了護理之家的特色：以單人、雙人與四人房為主的床位，床與床之間的寬度舒適，一樓唐式迴廊花園，可以推床、推輪椅悠遊散步空間，硬體設備人性化的考慮獨一無二。除了吳蔓君、吳雅婷兩位家醫科老人照護專科醫師，每個月為老人家身體檢查，加上實力堅強的中醫部團隊，中西醫整合攜手把關健康；還結合慈濟人醫會的牙科醫師志工義務檢查老年人的口腔問題。醫護團隊用心照護，共創美好的護理之家。

視如家人　氣氛溫馨

由護理之家同仁與住民共同寫下的溫馨故事，天天在「輕安居」上演。曾經是叱吒商場的賴先生，罹患口腔癌後體重銳減，住進護理之家後接連發生許多脫序行為，一度面臨無法續住的狀況，工作與家庭兩頭忙的賴太太因此陷入焦慮，幸虧團隊積極尋找原因，努力幫助賴先生穩定情緒，如今能下棋、寫書法，活力十足，賴太太滿懷感謝，直說一路陪伴他們的陳秋珍護理長是全家的貴人。

「爸爸在『輕安居』住了一年多，這邊的照護服務是五星級的品質，照護人員素質好，團隊給了很大協助，老人家住得開心，家人也才能放心。」李爺爺的兒子每天下班都來探視，推著輪椅跟老人家聊天，給予護理之家極高的肯定。

常常聽到家屬讚歎這裡的護理人員都很善良，有愛心、耐心，保持誠摯的心，讓受照顧的人都感受到滿滿溫馨。這些正向的鼓勵和肯定，是護理之家同仁最大的動力，努力被看見，受到鼓舞就會做得更好。

感恩護理之家默默付出的所有同仁，像個案管理師游琇文，把每位住民當成自己的阿公、阿嬤、爸爸、媽媽一樣的照顧。總是從住民與家屬的立場，幫他們設想最適合的做法。還有年輕護理人員把阿公、阿嬤當「寶」呵護，常常又抱又摟，幫他們穿戴整齊、打扮得漂漂亮亮，彼此的互動很有溫度，提供家屬可能沒辦法給予的時間與關懷。同仁的努力，目的是讓長輩們恢復身體機能，有一天能如願返家，與家人相聚。

中風昏迷的王老太太，才從其他醫療機構轉送到臺中慈濟護理之家時，插著鼻胃管、尿袋，模樣十分憔悴，護理同仁知道她很想回家，抱持照顧自己長輩的心情，全程努力照護，經過三個月終於讓老太太一圓返家心願。返家之後，醫療團隊還會安排家訪，老太太驚喜萬分，一眼就認出大家，張嘴笑個不停，彼此間的互動猶如家人般親切。

「本來就喜歡老人，所以能樂在其中。」社工師林政芬用「沒大沒小」的方式跟老人家互動，其實是摸出了把長輩當小孩的訣竅，投入時間建立關係，自然而然親近他們，也為護理之家帶來歡樂氣氛。

打造一個擁有尊嚴、健康、溫馨、幸福的家

啟業三年，整個跨專業領域團隊彼此已建立良好的溝通管道，提供住民身心靈照護，統計住民病情穩定返家率百分之三十五點六，口耳相傳的結果，排隊待床已成常態，這項成果得來不易，也是團隊共同努力交出的成績單。

從「被打敗」到「被感動」到現在「被等待」，臺中慈濟護理之家秉持證嚴上人給我們的理念——「把這裡當成是自己的家來設想」。正如輕安居H型的建築造型，我們用五個H英文的字首：Honor、Health、Heart、Happiness、Home（尊重、健康、用心、快樂、如家）為宗旨，希望以家為主軸，讓住在這裡的老人都擁有尊嚴、健康樂活，接受溫馨的照顧，幸福快樂、輕安自在，讓全家人安心。

臺中慈濟護理之家團隊打造未來特色藍圖，將陸續啟用烘焙教室、美髮院、電影院與健身房等免費設備，讓不想在房間用餐的住民，也可以帶著餐點在餐廳進食，鼓勵住民接觸各種社會活動，重建更完整的身心靈健康，也期許將來成為卓越且具慈濟人文典範的護理之家。

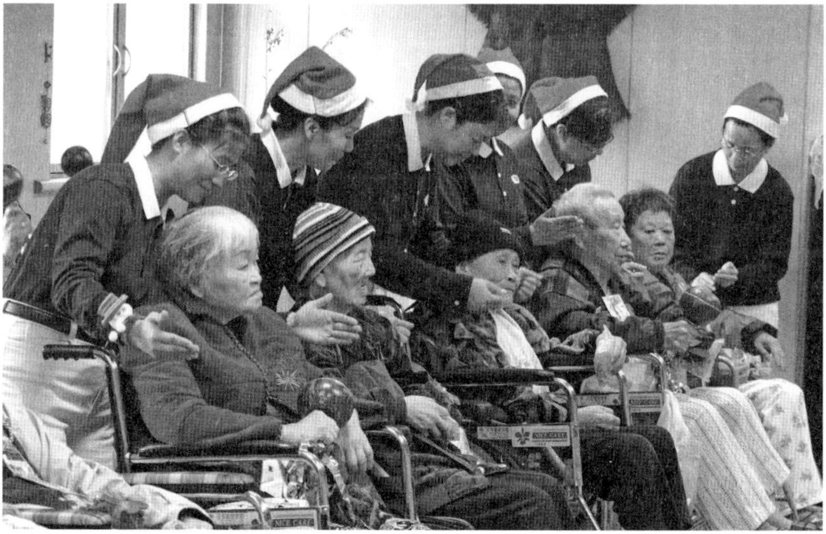
耶誕節，慈濟師兄姊與住民長輩同樂。

懷念

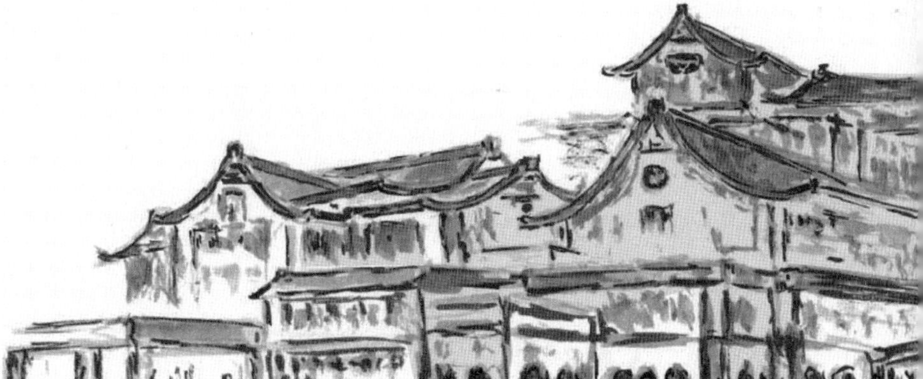

無常顯大心——懷念吳永康主任

撰文／曾秀英、梁恩馨、謝明錦

臺中慈濟醫院於二〇〇七年一月啟業，一般外科吳永康醫師是創院元老，院史上的「第一刀」，由他於同年一月十三日寫下記錄。他以無比認真的工作態度，樹立「拚命三郎」形象，「為病人而生活，用生命走入生命」，卻忘了照顧自己的健康，沒能繼續走下去，無常的示現，幫每個人上了一堂「珍惜與放下」的生命課程。

他活出了生命的最大值

二〇一四年八月五日，吳永康醫師在手術室的休息室內昏倒，院方動員四十多位醫護同仁、歷經二十三小時接力手術全力搶救，因主動脈剝離搶救無效，二〇一四年八月八日以五十六歲的壯年驟逝。

永遠不喊累的拚命三郎，是大家對吳永康醫師的共同記憶。而同仁口中的「康師傅」，究竟有多熱愛他的工作？竟然選擇在他最愛的手術室，告別人世……

簡守信院長整理吳永康主任在臺中慈濟醫院七年來的服務量，門診六萬三千七百四十九人次，住院五千七百五十人次，手術四千六百二十五人次；以一個手術

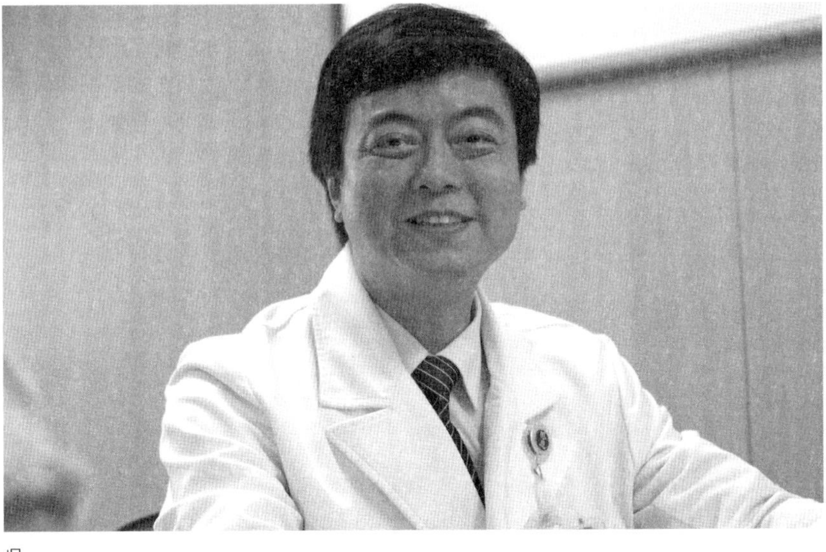

吳永康主任。

需要兩個小時來計算，除以二十四小時，得要三百八十五天才能完成所有的手術，而這三項工作占了他這些年來大部分的時間。

「當外科醫師真的很辛苦」，家人聽吳永康提過這句話，但也了解他「很忙、很累，卻很快樂」的心情。開刀遇到麻煩的個案，他就念佛號；一旦病人狀況比較不好，還會打電話給太太，請她抄經迴向給病人。每一次把病人從鬼門關救回來，或是手術後改善了疼痛，就是吳永康最有成就感的時候。

專業的經驗與豐富的資歷，跟相對起來「輕鬆」的臺中慈濟醫院歷史上的第一刀，有點大才小用，卻也說明「醫者父母心」的慈悲。住在潭子四歲的劉小妹妹，不慎跌落樓梯撞上欄杆，在額頭留下大約三公分的撕裂傷，臺中慈濟醫院急診室麻醉科醫師緊急處理後，呼叫吳永康醫師會診，傷勢雖然可以用門診刀處理，但他貼心顧慮小女孩成人後可能留下影響容貌的疤痕，經與家長解說後獲同意，過了開刀禁食時間才進手術房，用美容刀配合特製縫合線，術後不必再拆線，也沒有留下疤痕問題。

「其實這是一臺小刀，自己也已經有很多開刀的經驗，應該沒有什麼了不起，但是一想到這是臺中慈濟醫院的第一臺刀，感覺就是一項里程碑，也真正踏實的感覺到，真的在為地方鄉親服務了。」他就是這麼一位替病人著想的醫師，能多為病人多做一點，他絕對不嫌麻煩做到底。

雖自香港來　樂當鹿港人

來自香港，卻堅稱自己久居臺灣已是「鹿港」人的吳永康，一個診次看上百名病人是常態，護理師黃雅倫跟診六年多，回憶吳醫師開診時，必備一杯黑咖啡，常常直到下診才吃個麵包當一餐。新進同仁相關技能有待熟悉，他從不疾言厲色，反而是耐心教導；有好吃的一定不忘與大家分享，還因偏愛甜食，自比為「螞蟻」；喜歡喝可樂，是因為早年生活貧苦，想喝而不可得。

外科病房黃湘嵐護理長說，不論開刀到多晚，吳永康都一定會再來病房看看病人，才能放心回家休息。最特別的是，他一點也沒有醫師的架子，耶誕節還會戴上麋鹿帽跟同仁、病人同樂，除夕年假也常留在院內共度。

不過大家可別被「麋鹿康」調皮的模樣誤導了，吳永康手術時專注的神情，可是判若兩人。在手術室裡的吳永康，霸氣地像一位在戰場上指揮千軍萬馬的將軍，再困難的術式都難不倒他。性子急起來，用餐時間只花五分鐘，就能繼續再上場。而不論手術時間多長，愛老歌的吳永康只要聽聽蔡琴與鄧麗君，體力好像就立刻恢復；或是提提他最愛的家人，也能讓吳永康立即紓解壓力、振奮精神。

專科護理師陳詩涵跟著吳永康前後近四年，「是主任耐著性子把我從不會教到會，還帶著我參觀鹿港燈會。」亦師亦父的互動，帶給詩涵最大的成長；跟著吳永康查房，常看見他為了讓病人放鬆心情接受治療，努力「落」並不純正的臺語，既好笑又可愛！

微笑熱情幽默　鼓舞慈姝樂活

他對同仁、病人的關懷與付出，與得到的肯定，正是他受證嚴上人影響最深的一句靜思語的寫照——「付出的愛有多寬，得到的愛就有多廣。」

一般外科的乳癌病人很多，吳永康一手籌組病友團體並命名「慈姝小聚」。癌症中心社工師蕭婉書說，吳永康最常告訴姊妹們的幾句話是：「我來看妳了，今天還好嗎？」「記得要吃飯。」「騎車回家要小心。」「天冷了，記得穿保暖一點。」「別低著頭，抬頭挺胸！」從不吝嗇的關心、天冷時的噓寒問暖、嚴肅叮嚀的話語，吳永康的每一句話，都讓慈姝姊妹們有了面對病魔的勇氣與力量。

「乳癌病友會是最美麗的團隊。每次來我都發現，剛開始我跟妳們說得到乳癌，妳們都灰頭土臉出去，在做化療時也是灰頭土臉地來，結束以後就發現妳們越來越漂亮。隨著時間過去，不管是妳們的智慧、容貌都是越來越好，越來越漂亮。祝大家身體健康，萬事如意，健健康康做慈濟。」最後一次病友會活動上，吳永康這麼告訴病友們，大家都被他的話給逗笑了。

音樂老師吳女士是吳永康的乳癌病人，對吳永康天真的一面留下難忘的記憶。她說，一天晚上九點多，她邊做化療邊跟社工聊天，才下刀的吳永康直奔病房門口，揮舞高舉的雙手熱情地招呼：「嘿！師姊，我來看你了。」走近一點，突然發現有醫院同仁在場，似乎是為了維持吳永康形象，收起手的當下面露大男孩般青澀、尷尬的模樣，「那一幕的吳主任真是太好笑了！」不只是令人尊敬的醫師，還像病人的老朋友，流露真性情的吳永康，深深烙印在吳女士的心裡。

感念十二少　接棒承師恩

發生在吳永康身上的無常，讓同為醫師的夥伴們感受最深。畢業於慈濟大學的一般外科陳家鴻醫師，跟吳永康既是同事也是師生。他說：「第一眼見到吳主任，只覺得這位老師和藹可親，雖然帶點口音，卻充滿對外科的熱忱及對學生的耐心教誨。當時他常常開刀開到超過午夜十二點，我與其他同事就戲稱他為『十二少』，而我們這些住院醫師也樂此不疲地跟著他一起上刀學習，雖然累，卻很有收穫。」

陳家鴻還記得要升主治醫師時，「當時醫院安排一場感念師恩的茶會，我印象很深刻的是外科的老師只有吳主任來參加。當我看到他在臺下對我比著『讚』時，心中頓時一陣感動，同時也立志將來要以吳主任為表率，成為一個像他一樣的外科醫師。」

臺中慈濟醫院啟業後，兩人再續前緣。「第一天來熟悉環境時，特地去門診拜訪吳主任，雖然吳主任門診病人很多，他仍抽空與我見面，歡迎我過來。在臺中這幾年，雖然我是主治醫師，仍需要累積經驗，遇到困難或少見的個案時，吳主任總是分享他過去的經驗，或指點我要注意的地方，甚至碰到較難處理的併發症，他也是義不容辭地幫忙。」

陳醫師後來才知道吳永康有高血壓，也遇過幾次因為他血壓太高

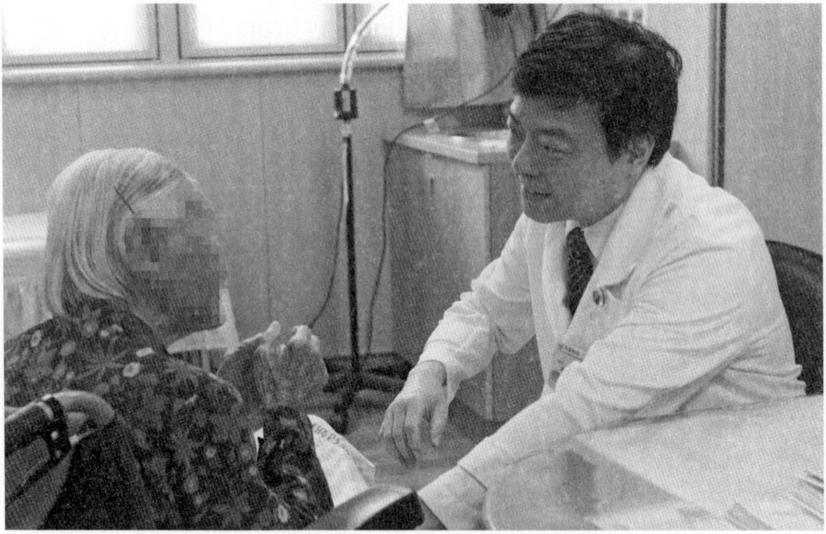

吳永康主任親切為阿嬤看診。

身體不舒服，當時即覺得，吳永康應該是太忙而常忽略自己的用藥。吳永康倒下那天，他接到開刀房打來的電話，先去幫忙處理吳永康當天預排手術的病人。從吳永康倒下到他真正離開，陳醫師的心中百感交集，在加護病房見他最後一面時，忍不住哭了。「這麼好的一個外科醫師及老師，就這樣走了，心中實在很難調適。」陳家鴻醫師說，從吳永康身上看到他對病人的用心照顧，希望能盡量做到跟吳永康一樣好，繼續照顧他的病人，讓他不要擔心。

下苦功累積　刀法精湛

心臟外科主任余榮敏與吳永康開會時經常相鄰而坐，也是合作開刀的好搭檔。余主任特別推崇他的刀法：「吳主任的刀法，是我看過一般外科中最好的一個，沒有走心臟外科十分可惜。他的刀法跟他的人一樣乾乾淨淨、整整齊齊，有幾次去協助做肝臟血管的剝離、切除組織的處理，手術的視野處置非常『賞心悅目』。能把組織剝離出來得那麼條理分明，從刀法可以看出他的想法，一看就知道是累積多年經驗與深厚的功力，令人非常讚歎佩服，非常喜歡跟他合作。」

藥劑科主任陳綺華跟吳永康都是來自香港的同鄉，她還是吳永康的病人，不但能深切體會港僑學生得靠半工半讀完成學業的辛苦，也切身感受到他對病人的好與在工作上投入的努力。

不求回報為病人　珍惜最好的禮物

吳永康柔軟的心，不只對待病人，對行政同仁也一樣。

醫務助理莊淑君談起吳永康如數家珍。她說，吳永康是醫助同仁口中的「康哥」，大家的互動像一家人，每次看到醫助們急急忙忙準備資料，吳永康總會拍拍同仁的肩膀，鼓勵大家：「沒關係！不急，慢慢弄就好。」莊淑君曾經有幾次工作忙得壓力大到忍不住掉淚，也是「康哥」安慰她：「哭什麼？沒事，吳醫師挺妳，妳做得很好。」

但當角色變換，吳永康的反應就不同了。莊淑君曾經見吳永康門診忙到沒時間休息用餐，不斷提醒他：「怎麼還沒吃東西？怎麼還沒喝水？」他卻露出些許不開心的表情，「因為我很健康，但來找我的都是心急生病的人，怎麼能放著他們不管呢？要趕快幫他們看病，讓他們不用等太久。」

「吳主任燃燒自己、照亮病人，但不求回報。」是吳永康留給莊淑君最深的印象。每張來自病人的感恩卡片，他都親自拆封閱讀，當做是「最好的禮物」。

吳永康醫師曾在二〇一二年二月志工早會中，跟上人分享：大家看到我這樣子，就知道我最近睡不好，因為這個禮拜二為病人開刀到凌晨四點，回到家五點，洗完澡躺在床上六點，接著要開會。昨天看完門診後，又為病人開刀，開到今天凌晨兩點，三點才上床睡覺，到現在站在這裡跟大家分享。聽到永康主任常常都像拚命三郎一樣，每一次都是開刀、開刀，開到了凌晨，還要繼續工作，上人不忘特別叮嚀：自己身體要照顧好，也要多保重！

不是不會累　只是不喊累

大腸直腸外科主任邱建銘回憶起兩人的交情，就是建立在開刀房。邱建銘說，過去面對病情複雜的病人時，都會自然反應：「找學長來看一下吧！」現在這個念頭再起，卻突然驚覺：「永遠都找不到學長了！」心中空虛難以言喻。

「我們都有很多需要手術的病人；我跟他的開刀日又都在同一個時段，禮拜四晚上的開刀房大概就剩下我跟吳主任在奮鬥。他的刀通常比我還要多，所以都是我比他早下班；大概十次中有一、兩次他的刀比較少時，他就會很高興地跑過來跟我說：『哈哈，我今天比您早下班了。』」

年紀較長卻永遠精神奕奕的吳永康，曾經讓邱建銘十分不解，明明兩人相差十一歲，怎麼吳永康可以一直都不累？後來才明白，吳永康「不是不會累，只是從不喊累。」因為做的是自己喜歡的事，所以有極大的熱情保持著高昂的意志。

但永康主任受證慈誠後，照顧範圍更擴大，為了幫上人照顧好每位師兄姊的健康，利用周六看完診的時間，免費幫大家做超音波檢查，替他們的健康把關，因此讓不少人及早發現病兆，早期接受治療，卻疏忽了自己的健康，昏倒在手術室。

經過全力搶救，簡守信院長說：「永康主任的主動脈從心臟要出來的地方就開始剝離，一直到腹部與頸動脈，範圍非常大，手術複雜度也非常大，醫療科同仁在最短時刻，盡心盡力都來到第一線幫忙，有人補位門診、手術，醫護人員至少四十位以上，一同克服許多難關，那樣嚴重的主動脈剝離，代表的是他對病人真誠的付出，那樣不顧自己，辛勞的付出所產生的疾病。」

八月八日父親節這天，眼見吳主任的血壓逐步下降，心臟外科余榮敏主任還忙著推來葉克膜要搶救，但是變化來得太快，儘管有萬般的不捨，內外科部團隊醫師跟家屬都已經知道「該放手了。」余主任默默轉身離開的身影，正是全院同仁對吳主任依依不捨的眷戀，雖說醫院天天都上演著生老病死的人生故事，吳永康主任的驟逝，無常的示現還是讓很多人一時難以接受。

病歷紀錄填寫的時效性與完整性，是吳永康最重視的，他曾經多次獲得院內評比的第一名。病倒的前一天，吳醫師還在病歷室趕著寫病歷，醫事室主任饒玲瑜明白他是個責任心特別重的人，專程到助念堂對他說：「吳醫師，所有的病歷都已經完成，請您安心，一路好走。」

追思會於八月二十三日在臺中分會靜思堂舉辦，從各地湧進吳主任的親朋好友，「一定要來送他最後一程」，追思會播出吳永康主任的紀念影帶，他爽朗的聲音才出來，座席中已然淚海一片。

無常示現　難捨能捨

吳永康的太太張秀芬也是慈濟委員，她說，小兒子兩個半月大時往生，給夫妻倆很大的打擊，之後寄託佛法、了解業力並努力償還，兩人相約時間到了就跟著佛菩薩走，直到在極樂世界再續前緣。女兒講起跟爸爸互動，甜蜜的點滴，目送父親最後一眼的心痛。兒子則透露父親嗜喝可樂的背後，竟是因早年生活艱苦，羨慕大家有可樂喝的心情，最終卻總是把苦的留給自己，甜的給家人。

家人透露，永康主任曾在岳父往生的過程中，要孩子笑著送外公，讓他的最後一程是快樂的。也跟家人約定，如果彼此有誰變成植物人得插管維生，都要替彼此做下拔管的決定。知道他「很累但是做得很快樂，如今總算可以好好休息，也請他休息夠了再來做喜歡的事。」

因著上人的法，這家人含著眼淚、帶著微笑送走他們最親的另一半、最愛的父親，分享生活的點點滴滴，讓同仁重新認識吳主任，在無常中難捨能捨，替所有人上了「學習放下」的一堂課，懂得要好好照顧自己的健康，才有能力照顧更多的病人。

儘管生命的突然消逝讓人難以接受，但回首吳永康主任發大心固守在醫療崗位上的愛與堅持，還有與人人廣結好緣的溫馨對待；與其沉浸在分離之苦，不如以微笑常懷感恩，學習並永遠記得這位大醫王在人間所綻放的光與熱。

醫療人文系列 015

拾穗 行過3650日生命路

總 策 畫／簡守信
企畫編輯／臺中慈濟醫院公共傳播室 馬順德．謝明錦
志工協力／慈濟中區人文真善美志工 林淑緞．陳麗雪．蔡寶鳳．魏玉縣
發 行 人／王端正
總 編 輯／王志宏
叢書主編／蔡文村
叢書編輯／何祺婷
美術指導／邱金俊
特約美編／林家琪
出 版 者／經典雜誌
財團法人慈濟傳播人文志業基金會
地　　址／臺北市北投區立德路二號
電　　話／(02)2898-9991
劃撥帳號／19924552
戶　　名／經典雜誌
製版印刷／禹利電子分色有限公司
經 銷 商／聯合發行股份有限公司
地　　址／新北市新店區寶橋路 235 巷 6 弄 6 號 2 樓
電　　話／(02)2917-8022
出版日期／2017 年 1 月初版一刷
定　　價／新臺幣 280 元

ISBN 978-986-6292-87-3

國家圖書館出版品預行編目資料

拾穗：行過 3650 日生命路 / 臺中慈濟醫院公共傳播室撰文攝影；
經典雜誌編著. -- 初版. -- 臺北市：經典雜誌，慈濟傳播人文志業基金
會，2017.01 288 面；15×21 公分 ISBN 978-986-6292-87-3(平裝)
1. 佛教慈濟綜合醫院臺中慈濟醫院 2. 醫療人文 3. 慈善 4. 歷史
419.333　　105024516